Thoracic Surgery: 50 Challenging Cases

胸外科疑难病例 *50* 例

主　编　［美］Wickii T. Vigneswaran

主　译　彭忠民　矫文捷

副主译　李　猛　杨　朋

译　者　（按姓氏笔画排序）

马腾飞　王　晖　王功朝　王晓航　付洪浩

冯　振　任万刚　刘　通　刘　颖　许　林

孙启峰　纪敬斌　杜文兴　吴　哲　陈　荣

邵光远　胡冬鑫　秦　毅　徐正新　高　峰

崔力元　潘茂杰

中国出版集团有限公司

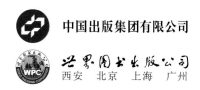
世界图书出版公司
西安　北京　上海　广州

图书在版编目 (CIP) 数据

胸外科疑难病例 50 例 /（美）维基·T. 维格纳斯瓦兰（Wickii T. Vigneswaran）主编；彭忠民，矫文捷主译. —西安：世界图书出版西安有限公司，2023.7

书名原文：Thoracic Surgery：50 Challenging Cases

ISBN 978-7-5232-0256-2

Ⅰ.①胸… Ⅱ.①维… ②彭… ③矫… Ⅲ.①胸腔外科学 - 疑难病 - 病案 Ⅳ.① R655

中国国家版本馆 CIP 数据核字（2023）第 072873 号

书　　名	**胸外科疑难病例 50 例**	
	XIONGWAIKE YINAN BINGLI 50 LI	
主　　编	［美］Wickii T. Vigneswaran	
主　　译	彭忠民　矫文捷	
责任编辑	张艳侠　杨　莉	
装帧设计	绝色设计	
出版发行	**世界图书出版西安有限公司**	
地　　址	陕西省西安市雁塔区曲江新区汇新路 355 号	
邮　　编	710061	
电　　话	029-87214941　029-87233647（市场营销部）	
	029-87234767（总编室）	
网　　址	http://www.wpcxa.com	
邮　　箱	xast@wpcxa.com	
经　　销	新华书店	
印　　刷	陕西金和印务有限公司	
开　　本	787mm×1092mm　1/16	
印　　张	16	
字　　数	300 千字	
版次印次	2023 年 7 月第 1 版　2023 年 7 月第 1 次印刷	
版权登记	25-2023-042	
国际书号	ISBN 978-7-5232-0256-2	
定　　价	180.00 元	

医学投稿　xastyx@163.com ‖ 029-87279745　029-87284035

（如有印装错误，请寄回本公司更换）

谨将此书献给：

Rupy、Yalini、Hari 和 Janani，

是他们给予了我，

所有美好且值得奋斗的一切！

致谢 ◈ Acknowledgements

本书的成功出版离不开所有的参与者，在此我要对他们表示诚挚的谢意。最初我计划单独完成整本书，但在编写过程中有很多作者加入编写工作，并非是因为缺乏病例，而是书中内容对临床培训和实践经验有很高的需求。感谢 Thomas 博士、Seder 博士、Reddy 博士、Opitz 博士、Parekh 博士、Long 博士、Blakmon 博士和 Podbielski 博士，他们不仅提供了临床案例，还联系合作单位提供了相关经验。感谢 Adrian Gonzales 博士，他和我共同撰写了一些案例，并且帮助我整理书中的章节。感谢 Taylor & Francis 出版集团的 Miranda Bromage 在本书编写过程中给予我的支持和鼓励，以及 Samantha Cook 编辑在专业编辑知识方面给予我的帮助。最后，感谢书中的这 50 例患者，他们愿意讲述自己的病情并同意在书中呈现，本书才得以顺利完成。

Wickii T. Vigneswaran

Wickii T. Vigneswaran 教授

医学博士，工商管理学硕士，洛约拉大学卫生系统胸外科主任及爱德华－埃尔姆赫斯特医疗保健系统主任。曾担任洛约拉大学医学中心胸外科主任，芝加哥大学医学中心心胸外科副主任。美国外科医师学会、加拿大皇家内外科医师学会、爱丁堡皇家外科医师学会和美国胸内科医师学会会员。国际外科医师学会美国分部前任主席，美国胸科医师学会胸科基金会前受托人。

Vigneswaran 教授出生于斯里兰卡北部，毕业于斯里兰卡佩拉德尼亚大学医学院，之后在英国和美国的许多著名机构接受培训，包括在明尼苏达州罗切斯特市梅奥诊所接受的心胸外科高级会员培训。完成培训后在美国芝加哥开始了他的临床和学术工作，并在伊利诺伊大学芝加哥分校、洛约拉大学斯特里奇医学院和芝加哥大学普利兹克医学院担任学术职务。擅长终末期肺病，包括肺移植、机器人胸外科手术和恶性胸膜间皮瘤的治疗。编撰了 150 多篇手稿，主编了 3 本肺移植和胸外科手术方面的书籍。

原著作者 ◊ Contributors

Raed Abdulkareem
Department of Surgery
University of Illinois at Chicago
Chicago, Illinois

John Agzarian
Division of General Thoracic Surgery
Department of Surgery
Mayo Clinic
Rochester, Minnesota

Gillian Alex
Department of Cardiovascular and
  Thoracic Surgery
Rush University Medical Center
Chicago, Illinois

Betty Allen
Division of General Surgery
Department of Surgery
University of Wisconsin
Madison, Wisconsin

Eric P. Anderson
Department of Cardiovascular and
  Thoracic Surgery
Rush University Medical Center
and
Department of Cardiothoracic Surgery
John H. Stroger Hospital of Cook County
Chicago, Illinois

Evgeny V. Arshava
Division of Cardiothoracic Surgery
Department of Surgery
Carver College of Medicine

University of Iowa
Iowa City, Iowa

Adnan Al Ayoubi
Division of Cardiothoracic Surgery
Department of Surgery
Carver College of Medicine
University of Iowa
Iowa City, Iowa

Curtis S. Bergquist
Department of Surgery
University of Michigan
Ann Arbor, Michigan

Shanda H. Blackmon
Division of General Thoracic Surgery
Department of Surgery
Mayo Clinic
Rochester, Minnesota

Alexander A. Brescia
Department of Surgery
University of Michigan
Ann Arbor, Michigan

Claudio Caviezel
Department of Thoracic Surgery
University Hospital Zürich
Zürich, Switzerland

Gary W. Chmielewski
Department of Cardiovascular and
  Thoracic Surgery
Rush University Medical Center
Chicago, Illinois

Alison Coogan
Department of Cardiovascular and
   Thoracic Surgery
Rush University Medical Center
Chicago, Illinois

Julia Coughlin
Department of Cardiovascular and
   Thoracic Surgery
Rush University Medical Center
Chicago, Illinois

Brett Curran
Stritch School of Medicine
Loyola University Medical Center
Maywood, Illinois

Kate Gallo
Department of Cardiovascular and
   Thoracic Surgery
Rush University Medical Center
Chicago, Illinois

Nicole M. Geissen
Department of Cardiovascular and
   Thoracic Surgery
Rush University Medical Center
and
Department of Cardiothoracic Surgery
John H. Stroger Hospital of Cook County
Chicago, Illinois

Bastian Grande
Institute of Anesthesiology
University Hospital of Zürich
Zürich, Switzerland

Benjamin Haithcock
Division of Cardiothoracic Surgery
University of North Carolina School of
   Medicine
Chapel Hill, North Carolina

John Hallsten
Stritch School of Medicine

Loyola University Medical Center
Maywood, Illinois

James B. Hendele
Department of Surgery
Jesse Brown VA Medical Center
Chicago, Illinois

Reilly Hobbs
Department of Surgery
University of Michigan
Ann Arbor, Michigan

Ilhan Inci
Department of Thoracic Surgery
University Hospital Zürich
Zürich, Switzerland

Taylor Jaraczewski
Stritch School of Medicine
Loyola University Health System
Maywood, Illinois

Lia Jordano
Department of Cardiovascular and
   Thoracic Surgery
Rush University Medical Center
Chicago, Illinois

John Keech
Division of Cardiothoracic Surgery
Department of Surgery
Carver College of Medicine
University of Iowa
Iowa City, Iowa

Danuel V. Laan
Division of General Thoracic Surgery
Department of Surgery
Mayo Clinic
Rochester, Minnesota

Max Lacour
Department of Thoracic Surgery
University Hospital Zürich

Zürich, Switzerland

Kiran H. Lagisetty
Department of Surgery
University of Michigan
Ann Arbor, Michigan

Grant Lewin
Department of Cardiovascular and
    Thoracic Surgery
Rush University Medical Center
Chicago, Illinois

Michael J. Liptay
Department of Cardiovascular and
    Thoracic Surgery
Rush University Medical Center
Chicago, Illinois

Jason Long
Division of Cardiothoracic Surgery
University of North Carolina School
    of Medicine
Chapel Hill, North Carolina

James L. Lubawski Jr.
Department of Thoracic and Cardiovascular
    Surgery
Loyola University Health System
Maywood, Illinois

Yulia N. Matveeva
Department of Family Medicine
Carver College of Medicine
University of Iowa
Iowa City, Iowa

Hiroko Nakahama
Department of Surgery
Loyola University Health System
Maywood, Illinois

Isabelle Opitz
Department of Thoracic Surgery
University Hospital Zürich

Zürich, Switzerland

Anita Ong
Mercy Medical Center
Loyola University Health System
Chicago, Illinois

Mark B. Orringer
Department of Pathology
University of Michigan
Ann Arbor, Michigan

Albert Pai
Division of Cardiothoracic Surgery
Department of Surgery
Carver College of Medicine
University of Iowa
Iowa City, Iowa

Kalpaj R. Parekh
Division of Cardiothoracic Surgery
Department of Surgery
Carver College of Medicine
University of Iowa
Iowa City, Iowa

Francis J. Podbielski
Department of Surgery
University of Illinois at Chicago
Chicago, Illinois

Ashish Pulikal
Division of Cardiothoracic Surgery
University of North Carolina School of
    Medicine
Chapel Hill, North Carolina

Samine Ravanbakhsh
Department of Cardiovascular and
    Thoracic Surgery
Rush University Medical Center
Chicago, Illinois

Rishindra M. Reddy
Department of Surgery

University of Michigan
Ann Arbor, Michigan

Amber Redmond
Department of Cardiovascular and
    Thoracic Surgery
Rush University Medical Center
Chicago, Illinois

Christian Renz
Loyola University Medical Center
Maywood, Illinois

Adrian E. Rodrigues
Department of Thoracic and Cardiovascular
    Surgery
Loyola University Medical Center
Maywood, Illinois

Phillip G. Rowse
Division of General Thoracic Surgery
Department of Surgery
Mayo Clinic
Rochester, Minnesota

Didier Schneiter
Department of Thoracic Surgery
University Hospital Zürich
Zürich, Switzerland

Christopher W. Seder
Department of Cardiovascular and
    Thoracic Surgery
Rush University Medical Center
and
Department of Cardiothoracic Surgery
John H. Stroger Hospital of Cook County
Chicago, Illinois

Kimberly Song
Department of Cardiovascular and
    Thoracic Surgery
Rush University Medical Center
Chicago, Illinois

Mathew Thomas
Mayo Clinic
Jacksonville, Florida

Lambros Tsonis
Department of Thoracic and Cardiovascular
    Surgery
Mercy Medical Center
Loyola University Health System
Chicago, Illinois

Ozuru Ukoha
Department of Cardiovascular and
    Thoracic Surgery
Rush University Medical Center
and
Division of Cardiothoracic Surgery
John H. Stroger Jr. Hospital of Cook County
Chicago, Illinois

Wickii T. Vigneswaran
Department of Thoracic and Cardiovascular
    Surgery
Loyola University Health System
Maywood, Illinois

Tessa Watt
Department of Surgery
University of Michigan
Ann Arbor, Michigan

Walter Weder
Department of Thoracic Surgery
University Hospital Zürich
Zürich, Switzerland

Stephanie G. Worrell
Department of Surgery
University of Michigan
Ann Arbor, Michigan

郑重声明

　　本书提供了相关的主题准确和权威的信息。由于医学是不断更新并拓展的领域，因此相关实践操作、治疗方法及药物都有可能会改变，建议读者审查相关主题的最新信息，包括产品的制造商、建议剂量、配方、方法和疗程、不良反应及相关措施。作者、编辑、出版者或经销商不对书中的错误或疏漏以及应用其中信息产生的任何后果负责，关于出版物的内容不作任何明确或暗示的保证。作者、编辑、出版者和经销商不承担由本出版物所造成的任何人身或财产损害责任。

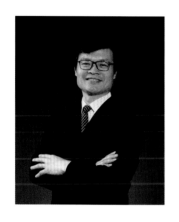

彭忠民 外科学博士，肿瘤学博士后，主任医师，山东大学二级教授，博士生导师，现任山东省立医院胸外科主任。中国抗癌协会肿瘤微创治疗专业委员会肺癌微创综合治疗分会常务委员。中国胸外科肺癌联盟山东分盟副主任委员。中国胸外科肺癌联盟山东省中青年联盟主任委员。中国胸外科肺癌联盟肺部结节诊治中心主任。中国抗癌协会肺癌专业委员会委员。山东省抗癌协会肺癌专业委员会副主任委员。山东省医学会胸外科学分会候任主任委员。山东省突出贡献中青年专家。担任《中国肺癌杂志》编委。主编、主译或参编专著十余部，包括《胸部微创外科学》《实用胸部肿瘤外科学》《胸外科并发症学》《外科原则》等，在国内外学术期刊上发表论文 70 余篇。

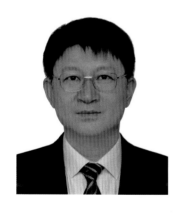

矫文捷 医学博士，主任医师，博士生导师，现任青岛大学附属医院胸外科主任。美国 Cedars-Sinai 医学中心及 Memorial Sloan-Kettering 癌症中心高级访问学者。中国医师协会医学机器人医师分会副会长。中国医师协会胸外科医师分会微创外科学组副主任委员。中华医学会胸心血管外科学分会胸腔镜学组/肺癌学组委员。山东省疼痛医学会常务理事兼胸外科专业委员会主任委员。山东省医学会胸外科学分会副主任委员。青岛市医学会首届胸外科分会主任委员。获得中国抗癌协会科技二等奖 1 项，山东省科技进步二等奖 1 项，山东省医学科技二等奖和三等奖各 1 项，山东省高校科技奖 1 项，青岛市科技进步二等奖 1 项。发表学术论文近百篇，其中 SCI 收录 70 余篇。

序 ◆ Preface

纵观国内外医学的发展历程，胸外科一直是充满挑战的手术科室。想要成功地完成一台胸外科手术，不仅要求术者具有扎实的理论基础、掌握娴熟的常规手术技巧，而且还要求术者具备应对术中突发状况、非常规及复杂手术的能力。

《胸外科疑难病例50例》是由美国伊利诺伊州洛约拉大学 Wickii T. Vigneswaran 教授主编的一本难得的关于高难度胸外科手术的佳作。在本书中，作者挑选了50例由世界顶尖胸外科专家提供的非常具有挑战性的手术案例。这些案例中包括了疑难病例的诊断、非传统的治疗方案、术中出现意外状况时的应对策略以及处理老问题的新技术方法。本书对每一个案例的手术过程及技术要点讲述得非常详尽，对每一例手术的难点、术中出现的意外情况及应对策略也有深入的论述。案例之后的讨论内容更是对相关疾病的诊疗进展作出了全面的总结，并且分享了术者宝贵的临床经验供读者进一步学习和探讨之用。书中内容言简意赅，语言通俗易懂，并且结合了大量手术图片和影像图片，非常有助于不同层次胸外科医生手术技术的快速提高。

彭忠民教授作为我国知名的胸外科专家，具有非常丰富的临床经验，并且在肺癌和纵隔肿瘤等高难度手术方面已有诸多建树和独到见解。本书的翻译工作由彭忠民教授和矫文捷教授共同主持，他们的团队结合丰富的学识和临床经验，准确翻译并诠释出了本书的精髓。

我相信，如果在学习过程中能有这样一本出色的译著作为参考，将对胸外科医生掌握胸外科关键手术技术以及学习如何应对手术中的困难和意外情况起到事半功倍的效果。

高树庚

中国医学科学院肿瘤医院

主任医师，教授，博士生导师

胸部解剖结构的复杂性与特殊性使得一些胸外科疾病的诊断和治疗相对较困难，因此胸外科疾病的诊治是一项十分具有挑战性的工作。近年来随着外科技术的发展，以胸腔镜为代表的外科微创手术逐渐普及，机器人技术也逐渐在临床中得到应用，一些新的理论、新的方法也应运而生，这为一些极具挑战性的胸外科疑难疾病的诊治提供了新的技术支持与安全保障。作为一名胸外科医生，只有掌握了这些新技术、新方法，才能更好地解决临床工作中遇到的各种问题。除此以外，胸外科医生还必须面对的另一个难题就是手术中突发事件的应对和处理，这些突发状况往往决定了手术的成败。同时，能否尽快适应并成功应对突发状况也从一定程度上体现了一名胸外科医生的临床决策能力。

由 Wickii T. Vigneswaran 教授主编的 *Thoracic Surgery：50 Challenging Cases* 是一本关于胸外科疑难病例诊治的佳作。这本书通过病例分享的方式为我们提供了国外专家对于胸外科疑难疾病诊治的宝贵经验，内容涵盖了罕见及疑难病例的诊断、新兴外科技术在疑难病例诊治中的应用、手术中突发状况的应对策略以及一些非常规的手术技巧。本书语言通俗易懂，并呈现了大量的影像及手术图片，能够帮助读者更好地理解每一个病例的诊断要点及手术关键步骤。每一个案例后的讨论内容更是为相关疾病的诊治提供了国外专家的独到见解，具有较好的指导作用及参考价值。

应世界图书出版西安有限公司的邀请，由我和矫文捷教授共同负责翻译本书，我们二人深感荣幸。在翻译本书的过程当中，我也逐渐更深入地感受到本书的丰富内涵和精髓所在。希望每一位读者都能从中得到启迪，进一步为我国胸外科事业发展贡献一份力量。

本书的译者均为临床一线中工作的中青年专家和学者，他们为本书的翻译工作倾尽了全力。然而，由于我们水平有限，加之时间仓促，书中难免有疏漏甚至错误之处。在此，敬请各位读者不吝指正。

彭忠民

山东省立医院胸外科主任

主任医师，教授，博士生导师

前言 ◇ Preface

　　手术决策的失误可以直接导致手术并发症及患者死亡。正确的诊断、恰当的手术方案、患者耐受手术的能力、外科医生和手术团队实施手术时的局限性，这些对患者术后结局的影响同样重要。有时，外科医生必须因术中的意外发现或突发事件而改变手术方式，而外科医生能否适应这些突发状况决定了手术的成败。在本书中，我们介绍了50例由胸外科医生提供的病例，阐述了患者诊断过程中面临的挑战，并提出了一些非常规或具有创新性的手术方案以应对术中的突发状况，同时也提出了一些新技术以解决一些令人棘手的老问题。每一个病例都可能会为我们解决诊断难题打开思路，这为一些初学者或具有丰富经验的医生在临床实践中提供了专业意见，同时也可以作为闲暇时的趣读。当然，每一个案例之后的讨论并非是详尽无遗的，参考文献也只是进一步研究的参考。

Contents ◇ 目录

病例 1 机器人辅助肋骨纤维性发育不良切除术 ························· 1

病例 2 改良的微创切除术治疗第 2 肋骨动脉瘤样骨囊肿 ··········· 6

病例 3 成人胸骨抬高术失败后获得性胸廓发育不良的联合手术治疗 11

病例 4 胸骨囊性病变 ·· 17

病例 5 自发性双侧胸锁关节感染 ································· 22

病例 6 恶性胸膜孤立性纤维性肿瘤 ····························· 27

病例 7 侵犯胸壁的胸膜恶性孤立性纤维性肿瘤：胸壁切除、重建和辅助质子束放射治疗 ··· 31

病例 8 经皮肾造瘘管错位引起的脓胸：诊断上的挑战 ··········· 37

病例 9 胸膜恶性孤立性纤维性肿瘤伴副肿瘤性低血糖症 ········· 42

病例 10 腹腔镜阑尾切除术后脓胸 ····························· 49

病例 11 机器人缝合折叠术治疗左侧膈膨升 ··················· 54

病例 12 医源性膈疝导致右肺完全不张 ······················· 58

病例 13 右侧膈疝修补术后肝功能恢复 ······················· 63

病例 14 迟发的创伤后膈疝 ··································· 67

病例 15 后纵隔巨大神经节细胞瘤的切除 ····················· 72

病例 16 特殊膈神经鞘瘤 1 例 ································· 76

病例 17 组织胞浆菌病引起的急性重症纵隔并发症 ············· 81

病例 18 具有婴儿时期放射治疗史的纵隔脂肪肉瘤 ············· 87

病例 19 降主动脉假性动脉瘤表现为胸腔胃嵌顿 ··············· 90

病例 20 气管软骨肉瘤 ····································· 95

病例 21 贲门失弛缓症患者长期气管插管后并发气管食管瘘的多技术管理 ··· 99

病例 22 青少年先天性气管食管瘘的表现 ····················· 105

病例 23 近乎全长的恶性气管食管瘘修补术：1 例存活 17 年的成功案例 ······ 110

病例 24 袖状胃成形术后的胃支气管瘘和中央膈疝 ············· 115

病例 25 伪装成食管旁裂孔疝的支气管囊肿 …………………………………120

病例 26 肺棘球蚴病的外科治疗 …………………………………………124

病例 27 氟代脱氧葡萄糖高摄取非恶性孤立性肺肿瘤的罕见病例 ………128

病例 28 合并异常静脉回流的叶内型肺隔离症 ……………………………132

病例 29 表现为孤立性肺结节的肺犬恶丝虫病 ……………………………136

病例 30 先天性膈疝合并叶外型肺隔离症 …………………………………139

病例 31 肺原发性胶样癌 …………………………………………………143

病例 32 肺毛霉菌病与表皮葡萄球菌合并感染 ……………………………147

病例 33 一例复杂的妊娠期肺囊型棘球蚴病 ……………………………152

病例 34 分期双侧单孔电视辅助胸腔镜肺扩大切除术治疗慢性支气管扩张

………………………………………………………………………160

病例 35 机器人肺叶切除术在支气管扩张和弥漫性胸膜粘连患者中的应用：

优势胜过挑战 …………………………………………………………165

病例 36 开胸造口术联合体外膜氧合成功挽救一例成人发病的肉芽肿性多血管

炎患者的肺脏 …………………………………………………………170

病例 37 肺动脉内膜肉瘤 …………………………………………………176

病例 38 良性梗阻性纤维上皮息肉 …………………………………………181

病例 39 了解食管胃肠道间质瘤的"要点" ……………………………186

病例 40 Prader-Willi 综合征合并急性食管坏死 …………………………191

病例 41 巨大食管平滑肌瘤摘除术联合一期食管修复 ……………………195

病例 42 食管切除术联合结肠间置术后发生原发性结肠癌 1 例 …………199

病例 43 食管胃结合部混合性海绵状血管淋巴管瘤 ……………………204

病例 44 食管支架置入术后的并发症：主动脉食管瘘 …………………209

病例 45 一例罕见长段良性食管狭窄的成功治疗 ……………………………213

病例 46 食管切除术后结肠膈疝 …………………………………………218

病例 47 严重肺功能不全患者肺减容术后血气正常化和肺功能改善 ………222

病例 48 体外生命支持下双侧肺叶移植在耶和华见证人患者中的应用 ……227

病例 49 单肺移植患者自体肺至供体肺原发性癌转移 1 例 …………………231

病例 50 肺囊性纤维化合并慢性上腔静脉闭塞并卵圆孔未闭的肺移植 1 例 …236

机器人辅助肋骨纤维性发育不良切除术

Hiroko Nakahama, Wickii T. Vigneswaran

 关键词

- 机器人辅助胸腔镜手术
- 骨纤维性结构不良
- 胸壁肿瘤

引 言

　　骨纤维性结构不良（fibrous dysplasia）是一种良性纤维结缔组织替代髓质骨的骨骼疾病。这种肿瘤通常无症状，但也可以表现为疼痛性肿块或病理性骨折，其影像学图片上表现为伴有梭形扩张和皮质变薄的纤维状骨畸形[1-2]，伴有症状或怀疑有恶性可能的病变时应行手术切除。

　　传统上，胸壁肿瘤需要通过创伤较大的开胸手术切除，对于较大的胸壁缺损往往需要进行手术重建。胸腔镜辅助切除术在个案报道中也有相关的描述，但是其应用受到骨性胸壁解剖结构的限制[3-6]。机器人手术系统对解剖平面具有高清的三维可视性优势，并且可以通过小切口灵活操作。本章中，我们报道一例顺利完成机器人辅助胸腔镜肋骨纤维性发育不良切除术的病例。

病例汇报

　　患者女性，68 岁，临床表现为右侧胸痛及呼吸困难。30 余年前被诊断为肋骨纤维性发育不良，并接受临床随访以评估疾病进展。经过一系列的 CT 检查，结果显示肿瘤逐渐增大。外侧第 3 肋骨处肿瘤大小为 7cm×6cm，第 10 肋骨处肿瘤大小为 4cm×2.6cm。8 年前两处肿瘤大小分别为 6cm×4.5cm 和 3.1cm×1.1cm（图 1.1）。体格检查时胸壁处未触及肿物。鉴于肿瘤增大，建议行外科手术以排除恶变可能。

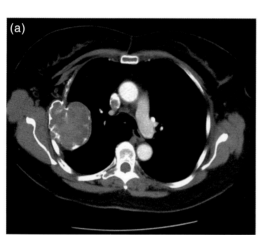
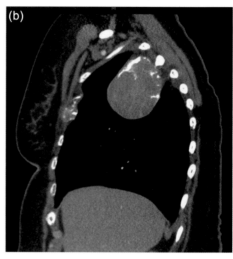

图 1.1　术前 CT 检查结果提示肋骨纤维性发育不良：（a）横断位；（b）矢状位

对患者行双腔气管插管和麻醉，单肺通气，取左侧卧位。以肩胛下区切口作为进镜孔，直视下将乳房下区及椎旁区切口分别作为第二、第三胸壁孔。操作孔位于第 9 肋间及第二肿瘤的前方。然后将达芬奇机器人手术系统放置于适当的位置。

首先切除第 3 肋骨处较大的肿瘤（图 1.2）。使用双极及单极电刀切除肋间组织，通过 Dennis 肋骨剪剪断肋骨两端，并完整切除肿瘤。在保证切缘充足及肿瘤充分

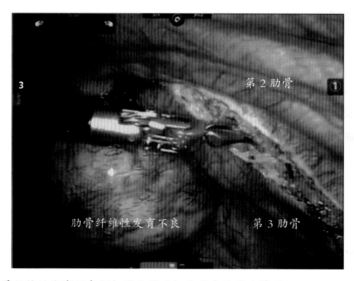

图 1.2　第 3 肋骨纤维性发育不良行机器人辅助切除术中胸腔内情况

游离的前提下，尽可能地保留胸壁肌肉。然后将第 3 肋骨处较大的肿瘤装入取物袋。

使用电刀以相同的方法切开第 10 肋间隙及神经血管束。在剪断第 10 肋骨后，利用胸腔镜技术切除第 10 肋骨处肿瘤。通过第 10 肋骨上方 3cm 的皮肤切口切除并取出第二个肿瘤。将装入取物袋中的第 3 肋骨处肿瘤也从同一个切口中取出。

患者术后恢复良好，第 2 天出院。经测量，第 3 肋骨处较大的肿瘤及第 10 肋骨处肿瘤长径分别为 9cm 和 5cm。病理检查报告结果证实，两个肿瘤均为骨纤维性结构不良，肿瘤边缘细胞增多，类似于巨细胞修复性肉芽肿，未发现异型性或核分裂象增加。在术后 1 周和 2 个月的随访中，患者无疼痛或疾病复发的迹象（图 1.3）。

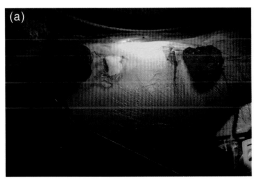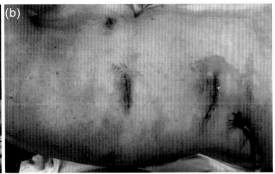

图 1.3 手术标本及患者左侧卧位手术切口图片

讨 论

骨纤维性结构不良占良性骨肿瘤的 30%~50%[1]，可以分为两种类型，即单一骨受侵的单发型及多根骨受侵的多发型。单发型占所有病例的 70%~80%，多发生在肋骨、股骨近端、胫骨和颅骨[1,7]。多发型可累及多处骨组织，并且与 McCune-Albright 综合征密切相关[1]。骨纤维性结构不良患者中，发生在肋骨者占所有病例的 6%~20%[8]。当出现临床症状、畸形或考虑有恶性可能性时，应当行手术切除治疗。0.5%~4% 的病例会发生恶变[8-10]。

治疗胸壁肿瘤的传统外科方法为开胸手术，术中需要大范围切除肿瘤，并对胸壁缺损 >5cm 者进行胸壁重建。这种方法由于胸壁结构变形引起呼吸力学改变导致并发症发生率较高，并且围手术期的疼痛症状也较为明显。最近，胸腔镜下肋骨切除术被报道用于治疗各种胸壁肿瘤[3-6]。虽然这种方法减少了开胸手术带来的疼痛，并且能够保护胸壁结构，但是手术器械的使用在很大程度上受到胸壁解剖结构和肿瘤位置的影响。

在已发表文献中，机器人辅助胸腔镜手术用于胸壁肿瘤切除术的报道相对较少。机器人辅助手术切除第 1 肋骨治疗 Paget-Schroetter 综合征的研究已有相关报道 [11-12]。一系列的病例资料说明，机器人手术不仅保证了更好的手术视野、最小化的疼痛感及锁骨下静脉远期通畅，还降低了神经血管并发症的发生率 [11-12]。

相对于开胸手术或胸腔镜手术，机器人辅助胸腔镜下胸壁肿瘤切除术是一种很好的选择，其优势包括：具有高清的三维可视性，可以在狭小的空间内灵活操作；可以保留胸壁的肌肉结构，避免了后续的重建步骤；小切口和有限的肋骨回缩明显减少了围手术期疼痛，并且缩短了住院时间。这种手术方法的缺点是机器人系统的治疗费用较高，该费用既可以由本医院的多个学科共同承担，也可以通过缩短住院时间和减少镇痛药物的使用来抵消。由于这是本院完成的第一例机器人辅助胸壁切除术病例，所以手术耗时 499min。随着今后对助手的不断培训，我们预计后续病例的手术时间将显著减少。

本章中，我们阐述了首次使用机器人辅助手术治疗肋骨纤维性发育不良的技巧及良好效果（图 1.4）。该方法可用于治疗任何肋骨良性病变，并且可以减轻传统方法引起的围手术期疼痛，降低并发症的发生率。

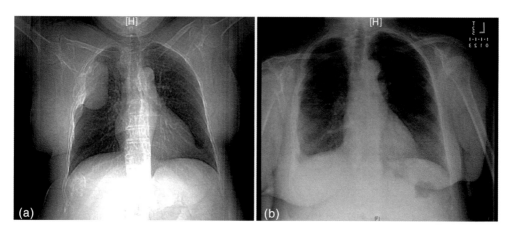

图 1.4　肋骨纤维性发育不良行机器人辅助治疗手术前后胸部 X 线图片：（a）术前；（b）术后

（李猛　译，王晓航　审）

参考文献

[1] Smith S, Keshavjee S. Primary chest wall tumors. Thorac Surg Clin, 2010, 20(4):495–507. doi:10.1016/j.thorsurg.2010.07.003.

[2] Thomas M, Shen K. Primary tumors of the osseous chest wall and their management. Thorac Surg Clin, 2017, 27(2):181–193. doi:10.1016/j.thorsurg.2017.01.012.

[3] Shim J, Chon S, Lee C, et al. Polyostotic rib fibrous dysplasia resected by video-assisted thoracoscopic surgery with preservation of the overlying periosteum. J Thorac Cardiovasc Surg,

2010, 140(4):938–940. doi:10.1016/j.jtcvs.2010.03.010.

[4] Kara H, Keenan J, Balderson S, et al. Video assisted thoracic surgery with chest wall resection. Video-Assist Thorac Surg, 2018, 3:15. doi:10.21037/vats.2018.03.07.

[5] Gera P, Hei E, Cummins G, et al. Thoracoscopy in chest wall Ewing's sarcoma. J Laparoendosc Adv Surg Tech, 2006, 16(5):509–512. doi:10.1089/lap.2006.16.509.

[6] Rocco G, Fazioli F, Martucci N, et al. Video-assisted thoracic surgery rib resection and reconstruction with titanium plate. Ann Thorac Surg, 2011, 92(2):744–745. doi:10.1016/j.athoracsur.2011.03.019.

[7] Rubin A, Byrns K, Zhou D, et al. Fibrous dysplasia of the rib: AIRP best cases in radiologic-pathologic correlation. Radiographics, 2015, 35(7):2049–2052. doi:10.1148/rg.2015140335.

[8] Traibi A, El Oueriachi F, El Hammoumi M, et al. Monostotic fibrous dysplasia of the ribs. Interact Cardiovasc Thorac Surg, 2011, 14(1):41–43. doi:10.1093/icvts/ivr048.

[9] O'Connor B, Collins F. The management of chest wall resection in a patient with polyostotic fibrous dysplasia and respiratory failure. J Cardiothorac Vasc Anesth, 2009, 23(4):518–521. doi:10.1053/j.jvca.2008.09.009.

[10] DiCaprio M, Enneking W. Fibrous dysplasia. Pathophysiology, evaluation, and treatment. J Bone Joint Surg Am, 2005, 87(8):1848–1864. doi:10.2106/jbjs.d.02942.

[11] Kocher G, Zehnder A, Lutz J, et al. First rib resection for thoracic outlet syndrome: The robotic approach. World J Surg, 2018, 42(10):3250–3255. doi:10.1007/s00268-018-4636-4.

[12] Gharagozloo F, Meyer M, Tempesta B, et al. Robotic transthoracic first-rib resection for Paget-Schroetter syndrome. Eur J Cardiothorac Surg. doi: 10.1093/ejcts/ezy275.

病例 **2**

改良的微创切除术治疗第 2 肋骨动脉瘤样骨囊肿

Mathew Thomas

关键词

- 动脉瘤样骨囊肿
- 肋骨切除
- 微创手术

引 言

原发性胸壁骨肿瘤是一种较为罕见的疾病，其性质可以是良性或恶性。对于大多数骨性胸壁肿瘤，外科手术切除是主要的治疗方式。然而，传统的胸壁骨肿瘤切除手术并不完美，往往存在创面广泛及对周围软组织损伤大等缺点。微创胸壁肿瘤切除术和重建手术不能广泛应用多数是由于缺乏合适的腔镜器械或相应肿瘤的特点所致，例如肿瘤体积较大或具体位置限制而不适合行微创手术。对于本章中所描述的病例，我们采用改良的胸腔镜辅助微创手术治疗第 2 肋骨的动脉瘤样骨囊肿，同时应用腹腔镜下球形分离装置辅助建立操作通道。

病例汇报

患者女性，62 岁，临床症状主要表现为近 7 个月内右前胸壁疼痛进行性加重。胸部 X 线检查和 CT 检查结果提示右侧第 2 肋骨前外侧膨胀性肿物，大小为 3cm 左右（图 2.1）。经皮穿刺活检后，病理诊断结果提示动脉瘤样骨囊肿。患者合并甲状腺功能减退、肥胖和高血压等基础疾病。

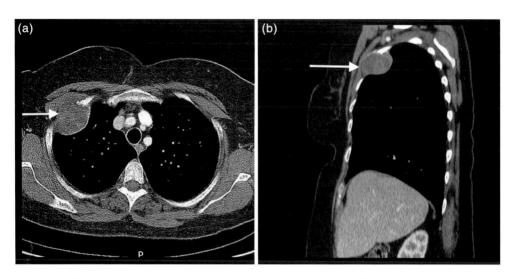

图 2.1　术前胸部 CT 检查结果提示第 2 肋骨处动脉瘤样骨囊肿（箭头示），瘤体内可见分隔样结构：（a）水平位；（b）矢状位

体格检查时发现，患者属于中心性肥胖体型，发育巨大的乳腺对手术野有一定的影响。由于胸壁组织肥厚，在胸壁外几乎无法触及肿瘤边缘，肿瘤边缘被固定在骨性胸壁上。基于以上原因，我们决定采用胸腔镜辅助手术切除第 2 肋骨。

对患者行基础全身麻醉，以双腔气管插管的方式维持左肺单侧通气。患者取轻微的左侧卧位，将右上肢使用托手板悬于头顶上方，以充分显露右侧腋下区域（图 2.2）。因右侧乳腺组织巨大，故使用粘贴带将其拉向左侧胸壁。手术野消毒区域包括从胸骨至右侧腋后线的右侧胸壁。

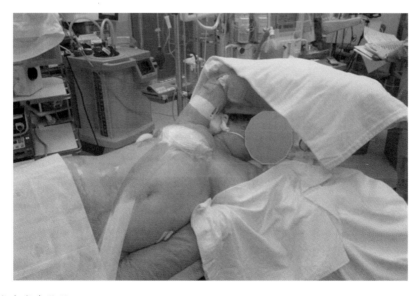

图 2.2　术中患者体位

除了标准的胸腔镜器械外，术中我们还准备了腹腔镜球形分离器（Spacemaker Plus Dissector System，Covidien，USA），此装置多用于腹股沟疝的微创手术治疗。另外，我们还准备了 Kerrison 咬骨钳、Giertz-Stille 肋骨剥离器及 Guillotine 肋骨钳。

首先由麻醉医生行左肺单肺通气以使右肺萎陷，然后于右侧腋中线第 7 肋间做长度为 1.2cm 的观察孔，置入直径为 10mm 的胸腔镜镜头，观察右侧胸腔内情况并探查肿瘤，该肿瘤起源于右侧第 2 肋骨。为了更好地显露术野，术中我们建立了利用二氧化碳的人工气胸模式（压力为 8mmHg）。

于右侧腋中线沿第 2 肋间做一大小为 3.5cm 的切口（图 2.3），逐层切开并暴露胸大肌后缘。于胸大肌后缘使用钝性与锐性（电刀切割）分离相结合的方式游离并抬高胸大肌，扩大其与胸壁的间隙以充分暴露第 2 肋骨。对于胸壁较为肥厚的患者，行这种胸壁小切口分离时往往十分困难。该患者的胸壁异常肥厚，我们将腹腔镜球形分离器置于胸大肌后方乏血管平面处，通过逐渐充气增压的方式充分游离胸壁与胸大肌间隙。将间隙充分游离，术中触诊以探查肿瘤边界。

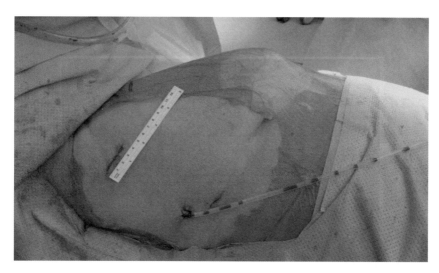

图 2.3　术中腋下切口（长 3.5cm）及另一处切口

第二个 5mm 的胸腔镜辅助切口位于右侧腋中线第 5 肋间隙。通过该辅助切口使用腹腔镜电凝钩切开并离断肿瘤周围的胸膜及肋间血管，然后通过以上切口对第 2 肋骨及肋间进行切割和游离。充分游离后，通过第 2 肋间切口使用 Kerrison 咬骨钳、Giertz-Stille 肋骨剥离器及 Guillotine 肋骨钳切断第 2 肋骨前后端，然后烧灼以完全分离其余附着在肋骨上的软组织。从胸腔取出标本前，用夹子标记标本内侧边缘以定位。对于本病例，由于术中只切除了第 2 肋骨的一部分，胸壁缺损不大，而且缺损区域被胸大肌和乳腺完全覆盖，所以无须进行胸壁修补。术毕，于最低位观察孔置入 19Fr 软管引流。术后根据病理检查结果最终确诊为动脉瘤样骨囊肿，肿瘤切缘阴性。

在整个治疗和恢复过程中患者情况非常平稳，术后 3d 出院。3 周后患者停用所有的止疼药物，并在术后 1 个月恢复工作。

讨　论

动脉瘤样骨囊肿是一种非常罕见的良性肿瘤，其发病机制尚不明确。在肿瘤的发生和发展过程中，由于骨髓腔的扩大融合，患者容易发生明显的疼痛症状，偶尔还会发生病理性骨折。典型的动脉瘤样骨囊肿常发生于长骨、脊椎骨和骨盆，较少发生于肋骨[1]。动脉瘤样骨囊肿的组织病理学特征是充满血液的非内皮化囊性间隙被成纤维细胞结缔组织隔开，好发年龄为 30 岁以前，之后较少发生。需要与动脉瘤样骨囊肿进行鉴别诊断的疾病包括血管扩张型骨肉瘤[2]和骨巨细胞瘤。有报道称，动脉瘤样骨囊肿有自发性退化消失或进化为恶性肉瘤的可能，其治疗方法包括放射治疗、手术切除和骨移植，但是这些干预本身义与恶变有关。囊内注射泛影酸钠和选择性动脉栓塞也可用于动脉瘤样骨囊肿的治疗，由于这些治疗方法的并发症发生率较高，可能引起脑梗死，故不推荐作为一线治疗方法。相比较而言，扩大手术切除范围可以提高治愈率，而且局部复发率最低[3]。

常见的传统开放手术往往需要较大的手术切口，分离或切除较多的胸壁肌肉及软组织，此可导致术后出现长期严重的疼痛症状和胸壁畸形，影响美观。虽然，以往曾有微创手术切除胸壁肿瘤的报道，但这种手术方法并未用于多数的原发性胸壁肿瘤，而是多用于肺部肿瘤侵犯胸壁时[4-5]。微创胸壁肿瘤切除术通常受到固定胸腔镜端口操作时刚性器械围绕胸腔内狭窄角度的限制。据我们所知，并没有专用的微创胸壁肿瘤切除和重建的器械，一些骨科和神经外科的手术器械可以应用到微创胸壁肿瘤切除术中。Kerrison 咬骨钳的钳身狭长，可以通过胸壁小切口切断肋骨。

微创手术并非适用于所有的胸壁肿瘤患者，主要用于良性或低度恶性的胸壁肿瘤，对恶性程度较高的胸壁肿瘤行扩大切除可确保手术成功率，降低局部复发的风险。当然，并非所有的恶性胸壁肿瘤都不能使用微创胸壁肿瘤切除术[6]，这还需要更多的临床试验和更长时间的随访数据提供更全面的循证医学证据。无论是微创胸壁肿瘤切除术还是传统手术，都必须遵循肿瘤外科治疗的原则，既要保证足够的肿瘤切缘范围，又要避免肿瘤污染或播散而影响正常组织。胸壁肿瘤切除术后胸壁是否需要重建往往因人而异，因病情而异，切除范围较局限的患者不需要重建胸壁。胸腔镜辅助下胸壁重建也是可行的，已有外科医生报道过这种手术方式[7]。

（孙启峰　译，彭忠民　王晓航　审）

参考文献

[1]　Medina M, Paul S. Aneurysmal bone cyst arising from the first rib: A rare cause of thoracic outlet syndrome. Thorac Cardiovasc Surg Rep, 2016, 5(1):74-76.

[2]　Saguem I, Ayadi L, Kallel R, et al. Telangiectatic osteosarcoma of the rib: A rare entity and a potential diagnostic pitfall. Pathologica, 2016, 108(4):175-178.

[3]　Cottalorda J, Bourelle S. Current treatments of primary aneurysmal bone cysts. J ediatr Orthop B, 2006, 15(3):155-167.

[4]　Bourgeois DJ Ⅲ, Yendamuri S, Hennon M, et al. Minimally invasive rib-sparing video-assisted thoracoscopic surgery resections with high-dose-rate intraoperative brachytherapy for selected chest wall tumors. Pract Radiat Oncol, 2016, 6(6):e329-e335.

[5]　Demmy TL, Nwogu CE, Yendamuri S. Thoracoscopic chest wall resection: What is its role? Ann Thorac Surg, 2010, 89(6):S2142-S2145.

[6]　Hennon MW, Demmy TL. Thoracoscopic resection and re-resection of an anterior chest wall chondrosarcoma. Innovations (Phila), 2012, 7(6):445-447.

[7]　Demmy TL, Yendamuri S, Hennon MW, et al. Thoracoscopic maneuvers for chest wall resection and reconstruction. J Thorac Cardiovasc Surg, 2012, 144(3):S52-S57.

成人胸骨抬高术失败后获得性胸廓发育不良的联合手术治疗

Mathew Thomas

 关键词

- 获得性胸廓发育不良
- 漏斗胸
- 胸骨抬高术

引 言

获得性胸廓发育不良（acquired thoracic dystrophy，ATD），也称为窒息性胸廓发育不良或胸廓发育不良综合征，是一种较为罕见的疾病，多为胸廓发育受限导致不同程度的心肺功能受损所致[1]。该病变多数与患者年幼时接受先天性漏斗胸的开放手术有关，该传统开放术式往往需要广泛切除肋软骨。这类患者多数需要在成年前再次接受胸廓矫形手术，但也有少部分患者在成年后因心肺功能不全需要再次治疗。ATD 的手术治疗，即如何矫正和重建胸壁，由于目前临床中尚缺乏足够的经验和证据支持，故特别具有挑战性。

对于本章中的病例，我们采用联合手术的方式（即微创和开放式切除重建的联合技术）进行胸壁矫正和重建。

病例汇报

患者男性，38 岁，既往健康，无吸烟史，从事体力劳动工作，近两年来出现

严重的短暂性心悸、轻度头痛和逐渐加重的呼吸困难症状。患者 15 岁时因严重的
先天性漏斗胸行开放式胸骨抬高术。术前对患者的身体状况进行详细评估，24h 动
态心电图监测结果提示偶发的房性早搏及室性早搏，短暂室上性心动过速（持续
1min 左右）。此结果可能与患者的心悸症状有关，无特殊心脏疾病与此心律失常
有关。患者曾接受 β 受体阻滞剂（美托洛尔）治疗，但未能改善相应症状。在排
除其他因素后，患者向我们求助并希望对胸廓畸形进行矫形手术。

　　常规体格检查提示，患者身高 190cm，体重 88kg，有重度漏斗胸畸形（图 3.1）
以及 ATD 的各种畸形特点（如窄肩、扁平胸廓，以及胸廓下部横径较大）。在第
5 肋间水平可见前期手术的横行手术瘢痕。心电图运动试验结果提示低血压反应和
不完全右束支传导阻滞特征。

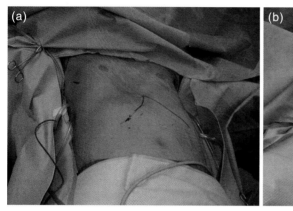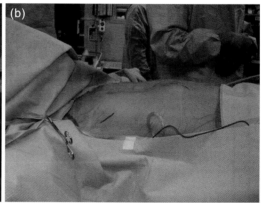

图 3.1　严重的漏斗胸表现：（a）前面观；（b）侧面观

　　胸部 CT 检查结果显示典型的漏斗胸影像（图 3.2）。患者吸气时 Haller 指
数为 4.2，呼气时可增加到 5.4，属于重度漏斗胸。可见胸骨明显向右倾斜，两侧
肋软骨广泛钙化和肥大。肺功能检查结果提示轻度至中度限制性通气功能障碍，
肺总量为预测值的 86%，肺活量为预测值的 81%，一分钟用力呼气量为预测值的
82%。超声心动图结果提示左心室射血分数为正常的 55%~60%，其他方面无显著
异常。

　　胸外科、心脏科和肺科专家对患者进行评估与多学科讨论后，推荐采用开放手
术和微创技术联合的方法矫正患者的漏斗胸。患者本人同意手术治疗，并在手术同
意书上签字。

　　对患者行全身麻醉，通过双腔管间歇（左、右）单肺通气。患者取平卧位，双
臂向外伸展约 75° 并支撑在垫厚的托手板上。暴露整个胸部和腹部术野，消毒，铺
无菌巾。术中经食管超声心动图评估心功能，观察心包积液，以便排除心脏损伤。

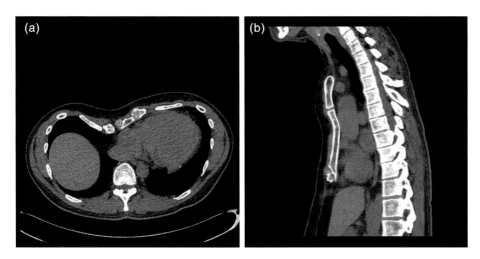

图 3.2 胸部 CT 检查结果显示严重的漏斗胸，可以看到胸肋连接处及胸骨角处明显的钙化：（a）水平位；（b）矢状位

待右肺萎陷后，通过腋中线第 5 肋间隙放置 5mm 的胸腔镜，用于观察右侧胸腔。胸腔内可见右胸骨和肋骨连接处严重凹陷、移位和成角，并明显压迫右心室前壁，同时可以观察到胸骨体下陷的情况。对左侧胸部也以同样的方法进行术中观察和评估。

于两侧胸壁沿第 5 肋间隙腋中线至腋前线各做一 4cm 切口。经过两侧切口，通过钝性分离的方式建立胸骨下间隙。从右侧胸部切口处置入内镜下静脉导丝（VirtuoSaph Plus，Terumo，USA），向左侧进入对侧胸膜腔，从而建立胸骨下隧道。此建立过程均在两侧胸腔镜监视下完成，避免了不必要的损伤。于胸腔镜监视下，完成从第 2 肋骨水平到剑突水平胸壁区域下的分离后，需再次切开其原切口（第 5 肋间横行切口），并游离切口上方皮瓣至第 2 肋骨水平。垂直切开中线筋膜，从双侧第 3 肋骨至剑突和外侧至锁骨中线处游离胸大肌瓣。完成后，使用微型矢状振荡骨锯切除右侧第 4~6 肋骨处已经钙化的胸肋连接处（calcified costochondral junction，CCJ）的 2cm 肋骨，切除前需先辨识并分离、保护右侧胸廓内动脉，同时对左侧第 3~5 个 CCJ 行楔形垂直接骨而非直接切除，以便于矫正胸骨。使用震荡骨锯对胸骨前侧进行多处楔形截骨术（3 横 2 纵），我们把这种楔形截骨术称为"waffling 技术"（图 3.3）。

在胸骨下放置三个弯曲的矫形钢板，使用稳定棒和 FiberWire 缝合线（Arthrex Inc，Naples，USA）将其多点固定在肋骨上。利用矫形钢板提升前胸壁，同时将截断的肋骨远离胸骨体。将可吸收聚乳酸 910 网片放置在切除的节段下，使用可吸收缝线将其固定在肋骨上下。将取出的钙化骨段放回撑开的胸骨与肋骨间隙中，使用接骨板（RibFix and SternaBlu，Biomet Microfixation，USA）固定（图 3.3）。将医用骨移植材料应用于右侧的剩余缺陷和楔形截骨。底层聚乳酸网片可作为骨

13

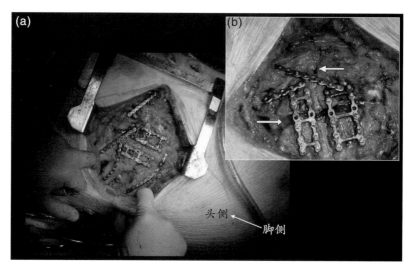

图 3.3　沿肋骨和胸骨体行多处胸骨垂直和水平截骨术（箭头示）

移植的支架，以防止其落入胸腔。在手术结束时，再次进行双侧胸腔镜检查以排除任何胸腔内或纵隔损伤。将胸肌瓣重新缝合并固定至胸骨中线。于胸骨下间隙置入15Fr 引流管，于两侧胸腔置入 24Fr 胸腔引流管（图 3.4）。整个手术过程持续近8h，术后将患者转入重症监护病房，不久患者即被拔除气管插管并恢复自主呼吸。

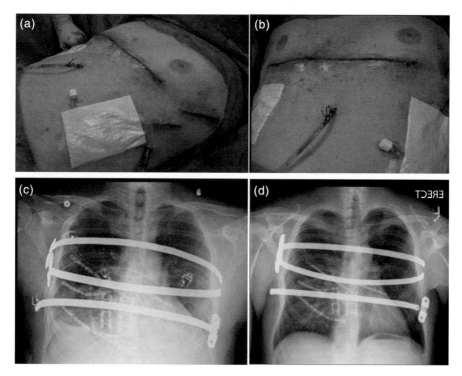

图 3.4　（a~b）术后手术切口图片；（c）术后即刻胸部 X 线检查图片；（d）术后两年随访复查时胸部 X 线检查图片

术后患者有明显的疼痛感，采取硬膜外麻醉和多种复合止疼治疗。术后 3d 拔出胸腔引流管，术后 9d 出院，3 个月后恢复工作，并随访至今。两年来，患者未再次出现心悸不适症状，和同龄人一样积极参加健身活动和工作时无任何不适，并计划在术后 3 年摘除矫形钢板。

讨 论

成人先天性漏斗胸的矫正通常采用开放手术（软骨膜下切除多个双侧肋软骨）或微创入路手术（通过腋窝切口插入多个弯曲刚性杆）。据报道，开放修补术的复发率为 2%~20%，如果将所有患者（包括晚期复发患者和除基层医院外在其他地方随访的患者）考虑在内，其复发率可能更高[2]。

如果患者在成年期进行首次胸肌修复，或者在开放修复或移除胸肌棒后出现复发，ATD 不会发生。在这种情况下，胸壁通常是柔韧的，胸骨可以重新被轻松抬起。由有经验的专家对这些患者行再次手术，通常可以成功地完成微创修复[3]。

各种创新的 ATD 治疗技术已经用于儿童，从牵引成骨[4]到联合手术，联合手术通常是分阶段进行的。目前，只有很少数的团队[2,5]对成人 ATD 矫形手术进行报道，因为 ATD 最好是在患者未成年前进行手术矫正。

成人 ATD 表现为不柔韧的胸部，CCJ 畸形愈合和骨化，胸腔容积缩小。手术矫正的目标是，通过抬高、固定胸骨并采用截骨和撑开技术增加前胸壁的周长，从而增加胸腔容积。

来自美国亚利桑那州梅奥诊所和菲尼克斯儿童医院的 Jaroszewski 等人报道了 9 例成人 ATD 患者的联合手术，这些患者的症状在长期观察内均有主观改善，但缺乏客观指标的证实[5]。随后，同一团队报道了 73 例成人复发漏斗胸患者的修复经验[3]。34 例（71%）患者采用联合手术治疗，包括 14 例 ATD 患者。与无 ATD 的患者相比，ATD 患者的术后并发症更多，包括需要行气管切开术的长期呼吸衰竭（21% vs. 0）。

根据我们的经验，当术前影像学检查结果提示肋软骨严重钙化及微创漏斗胸修复期间胸骨未能抬高时，建议采用联合手术治疗。当仅有少数肋骨受累，且可能只进行有限的前路截骨而不进行切除时，开放手术可能不像目前的病例那样广泛。

复发性漏斗胸伴或不伴 ATD 的修复是一项复杂的手术，其围手术期并发症和死亡风险均较高。对于因漏斗胸复发而进行手术修复的患者，无论采用何种技术，术后都会出现相当明显的疼痛，需要很长时间才能完全恢复功能。仔细选择合适的患者，把握好手术指征，才是确保手术成功的关键。

（孙启峰 译，王晓航 审）

参考文献

[1] Phillips JD, van Aaist JA. Jeune's syndrome (asphyxiating thoracic dystrophy): congenital and acquired. Semin Pediatr Surg, 2008, 17(3):167-172.

[2] Johnson KN, Jaroszewski DE, Ewais M, et al. Hybrid technique for repair of recurrent pectus excavatum after failed open repair. Ann Thorac Surg, 2015, 99(6):1936-1943.

[3] Croitoru DP, Kelly RE Jr, Goretsky MJ, et al. The minimally invasive Nuss technique for recurrent or failed pectus excavatum repair in 50 patients. J Pediatr Surg, 2005, 40(1):181-186.

[4] Piper ML, Delrosario L, Hoffman WY. Distraction osteogenesis of multiple ribs for the treatment of acquired thoracic dystrophy. Pediatrics, 2016, 137(3):e20152053.

[5] Jaroszewski DE, Notrica DM, McMahon LE, et al. Operative management of acquired thoracic dystrophy in adults after open pectus excavatum repair. Ann Thorac Surg, 2014, 97(5):1764-1770.

病例 **4**

胸骨囊性病变

Wickii T. Vigneswaran

 关键词

- 纤维性结构不良
- 动脉瘤样骨囊肿
- 胸骨肿瘤

引 言

原发性胸壁肿瘤通常无症状，可累及骨骼和软组织，其性质可以是恶性或良性，可通过可触及的肿块和胸痛症状或在影像学资料上偶然被发现而作出临床诊断。几乎一半的胸壁肿瘤是良性的，常见的类型包括骨软骨瘤、软骨瘤和纤维性结构不良[1-2]。常见的原发性恶性肿瘤包括软骨肉瘤、骨肉瘤、骨髓瘤和恶性淋巴瘤，仅累及胸骨者罕见，治疗方法为广泛切除。事实上，因为较大的胸壁缺损无法重建，所以根治性切除术的开展可能受到影响。随着利用肌皮瓣覆盖软组织或利用钛网和棒状假体材料进行刚性加固等重建技术的改进，对广泛缺损的覆盖变得更加可靠[3-4]。

病例汇报

患者女性，48 岁，因"胸壁疼痛"前去脊椎按摩师处治疗。患者扶起长期卧病在床的年迈母亲时感到伤及胸部，最初自觉"整个胸部下方肌肉非常紧绷"。患者去脊椎按摩师处做了"一些调理"，不适感随即消失。此后在近 6 个月的时间内，患者无明显不适，但又"突然发作"，出现胸部左上方疼痛。随后患者再次于脊椎按摩师处治疗（每周一次），但症状逐渐加重。打喷嚏、身体前倾和扭动或做任何快速运动时胸壁出现疼痛，病灶局限在左上胸骨旁，触诊时非常疼痛。患者服用布洛芬或者冰敷后症状有所减轻。脊椎按摩师将其诊断为肋软骨炎，行胸部 X 线检查，报告结果提示正常。

患者的既往疾病较多，14 年前曾行前十字交叉韧带重建术，13 年前因输卵管积水行输卵管切除术，12 年前行左侧乳房包块针穿活检时病理检查结果提示非恶性病变，并罹患多结节甲状腺肿。

体格检查显示，患者身高 164.5cm，体重 68.5kg（体重指数为 25.32kg/m²），脉搏正常（67/min）。坐位时左臂血压 129/70mmHg，口温 36.5℃，呼吸频率 18/min。触诊时左胸骨旁疼痛，无明显包块。

将患者诊断为肋软骨炎，给予利多卡因贴片和皮质醇注射治疗。就诊期间，要求患者行 CT 检查。

CT 检查结果显示胸骨不均匀溶解，软组织膨胀，前后皮质破坏（图 4.1a~b）。此结果提示转移性疾病、骨髓瘤或浆细胞瘤的可能，于是对胸骨病变进行经皮介入放射学活检。

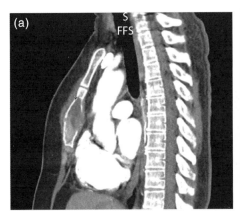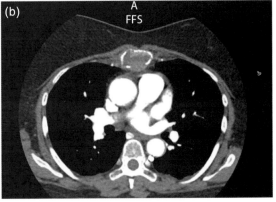

图 4.1　术前 CT 检查图片：（a）矢状位；（b）轴位

针穿活检结果显示动脉瘤样骨囊肿改变，包括成纤维细胞、破骨细胞样巨细胞和骨样基质条纹状增生。也有报道称，不能排除梭形细胞巨细胞瘤。从外观可知，此病变可能是继发性动脉瘤样骨囊肿，因为这类病变大部分表现为纤维性结构不良的影像学特征。然而，活检结果中未发现纤维性结构不良。在征求外部补充性意见后，确诊为动脉瘤样骨囊肿。经胸外科医生会诊后，患者又咨询了肿瘤学专家的意见。鉴于胸骨动脉瘤样骨囊肿较大且伴有疼痛，建议切除肿块。

取乳腺下缘皮肤横切口，抬高胸大肌皮瓣和乳房以暴露胸骨。进一步的评估结果证实肿块已侵犯整个胸骨体，于是在肋骨上进行外侧切除，在两侧的第 3~6 肋骨处将肋软骨连接处用刀分离。为避免肿块向外侧扩展，我们在胸部左侧向外侧切开的更多。使用胸骨锯锯断剑突和胸骨柄的连接处，移除肿物（图 4.2）。在无菌纸上绘制出缺损，用甲基丙烯酸甲酯骨水泥制备胸骨体，在骨水泥内用钛棒制备新肋骨（图 4.3a~c）。这三根"肋骨"大小合适并夹在骨水泥中，然后将"肋骨"塑形，使其与轮廓相吻合。将狭窄的梯子样胸骨板用螺丝固定在"胸骨"假体上端，然后放进手术野，对胸骨板进行塑形后将其上部拧至胸骨柄上。用螺丝将第 3、4、5 根新肋骨拧至患者的第 3、4、5 根肋骨的前端（图 4.4）。胸壁重建满意后，将右侧胸膜间隙及皮瓣分别用单独的 16 号 Blake 引流管引流，并与胸腔真空引流管相连。将皮瓣用 0 号薇乔线缝合，皮下组织用 2-0 薇乔线缝合，皮肤用表皮下缝合线缝合。术后患者恢复顺利，并于术后第 3 天出院。

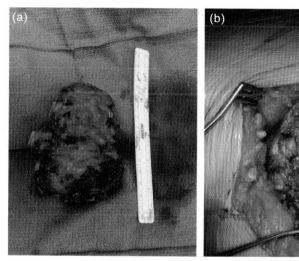
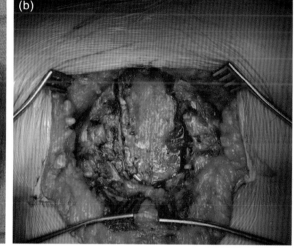

图 4.2　（a）切除的骨肿瘤；（b）切除术后的手术视野

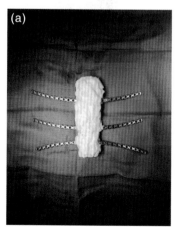
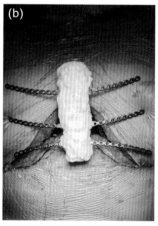
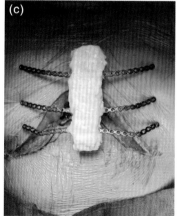

图 4.3　假体复合材料、甲基丙烯酸甲酯、钛肋骨和胸骨板的构建：（a）将甲基丙烯酸甲酯和肋骨复合体放置在手术台；（b）放回植入处；（c）将钛肋骨弯曲塑形以利于植入

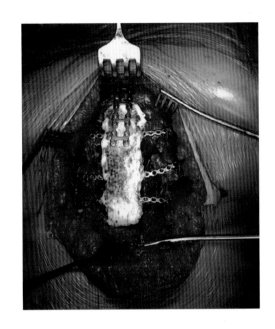

图 4.4　完成假体植入

切除的病变胸骨被证实为动脉瘤样骨囊肿，局灶邻近区域符合纤维性结构不良的特征（最大直径为 6.5cm），所有软组织和骨边缘未累及。一枚胸骨淋巴结中可见反应性组织细胞增多和局灶性脂肪浸润。无形态学证据表明组织中存在真菌生物、寄生生物、病毒包涵体、上皮样肉芽肿或恶性肿瘤浸润。

患者随访期间状态良好，随访的 12 个月内未发生意外情况，但偶尔会因某些特定运动而感到疼痛。术后患者疗效较好，伤口较为美观（图 4.5）。

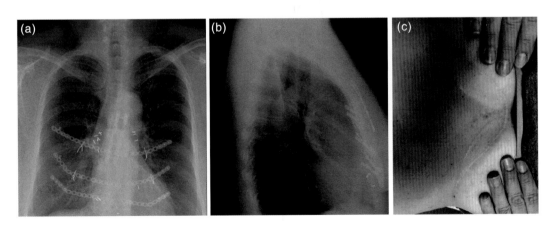

图 4.5　术后观：（a~b）胸部 X 线检查图片；（c）切口愈合情况

讨 论

　　胸壁切除和重建术中最常见的三个适应证是原发性肺癌或复发性肺癌侵犯胸壁、原发性胸壁肿瘤，以及原发性乳腺癌复发或转移至胸壁[5]。如果肿瘤侵犯纵隔结构，胸骨切除术是一个重大的技术挑战。对这些患者应仔细评估肺部状况以预测肺部术后并发症。如果伴有肺切除术，则肺部并发症的风险较高。如果肿块局限在胸骨，则切除后需要解决的问题是恢复胸壁结构的完整性和令人满意的外观。许多合成材料（如聚丙烯网片、聚酯网片、聚四氟乙烯网片和膨胀聚四氟乙烯网片）已用于胸壁缺损重建。但是，当涉及胸骨时，如果想恢复结构的完整性，则需要更坚硬的材料为下方的心脏提供一个保护性屏障。甲基丙烯酸甲酯可以单独使用，也可以夹在两层聚丙烯网片之间以三明治的方式提供所需的性能。甲基丙烯酸甲酯的重量轻，用途广泛，成本最低，可被 X 射线穿透。目前，对于胸壁缺损的理想修复材料和最佳修复技术，外科医生尚未达成共识。然而，钛合金三维打印技术已经成熟，其可改变胸壁重建策略。术前个体化制备假体模型有利于术中植入和固定，基于仿生学原理开展的三维打印技术使得术前制备假体成为可能[6]。如果能够控制成本，这将是一种很有吸引力的方法。因为术前个体化制备的假体模型可以很容易地被植入和固定，从而减少手术时间，并带来极好的美容效果。

（王晖　译，彭忠民　王晓航　审）

参考文献

[1]　Dahlin DC, Unni KK. Bone Tumours: General Aspects and Data on 8,542 Case. Springfield, IL, Charles C Thomas, 1986.

[2]　Martini N, McCormack PM, Bains MS. Chest wall tumors: Clinical results of treatment//Grillo HC, Eschapasse H. International Trends in General Thoracic Surgery. Vol 2. Major Challenges, Philadelphia, PA, Saunders, 1987:285.

[3]　Chapelier A. Resection and reconstruction for primary sternal tumors. Thorac Surg Clin, 2010, 20(4):529-534. doi:10.1016/j.thorsurg.2010.06.002.

[4]　Zhang Y, Li JZ, Hao YJ, et al. Sternal tumor resection and reconstruction with titanium mesh: A preliminary study. Orthop Surg, 2015, 7(2):155-160. doi:10.1111/os.12169.

[5]　Mansour KA, Thourani VH, Losken A, et al. Chest wall resection and reconstruction: A 25-year experience. Ann Thorac Surg, 2002, 73:1720-1725. doi:10.1016/S0003-4975(02)03527-0.

[6]　Wen X, Gao S, Feng J, et al. Chest-wall reconstruction with a customized titanium-alloy prosthesis fabricated by 3D printing and rapid prototyping. J Cardiothorac Surg, 2018, 13(1):4. doi:10.1186/s13019-017-0692-3.

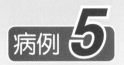

病例 5

自发性双侧胸锁关节感染

Mathew Thomas

🔑 **关键词**

- 胸锁关节

- 骨髓炎

- 脓毒性关节炎，骨感染

引 言

脓毒性关节炎累及胸锁关节（sternoclavicular joint，SCJ）是一种罕见且具有挑战性的疾病。本章中，我们介绍一例罕见的病例，患者自发且反复发生双侧 SCJ 感染，在得到彻底治疗前经历了多次积极的手术清创和切除术。

病例汇报

患者女性，70 岁，白色人种，因慢性 SCJ 感染就诊。在就诊前 6 个月，患者因肺炎发生右侧胸部蜂窝织炎。尽管血培养结果呈阴性，但是患者仍然接受了针对耐甲氧西林金黄色葡萄球菌的多种抗生素治疗，最后行切开引流并切除右侧 SCJ 和部分胸骨柄。病理检查结果符合骨髓炎的特征，组织培养结果为阴性。经间歇静脉注射万古霉素、利奈唑胺、达托霉素和多西环素治疗后，患者症状未缓解，于是来我处就诊，其合并症包括高血压、慢性阻塞性肺疾病、多结节性甲状腺肿、干燥综合征和复发性右颈带状疱疹。

初诊时患者主诉右上肢和肩部疼痛。经检查发现，右侧 SCJ 区存在慢性窦道（图 5.1a），可见绿色脓性引流物，其余检查无特殊。胸部 CT 检查结果提示右侧 SCJ 存在慢性骨髓炎（图 5.2a）。

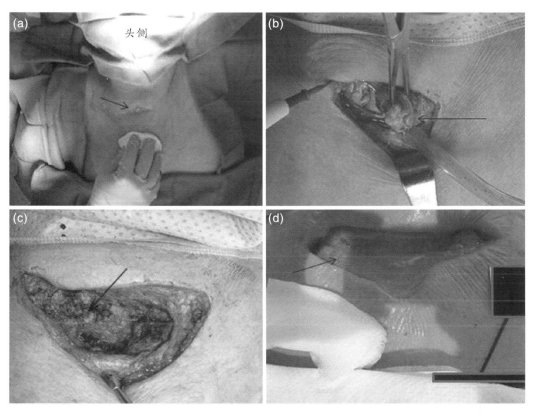

图 5.1　（a~b）初次手术图片，提示右侧胸锁关节处存在慢性窦道（箭头示）；（c）初次手术时切除右侧胸锁关节后的创面（箭头示）和胸骨柄上半部分的术中视图；（d）负压伤口治疗后 5 个月、延迟一期缝合前的创面视图，显示正常的肉芽组织（箭头示）

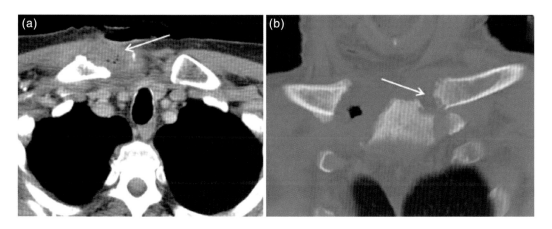

图 5.2　（a）CT 检查结果提示右侧 SCJ 初发骨髓炎（箭头示）；（b）MRI 检查结果提示左侧胸锁关节继发感染（箭头示）

经讨论后，临床医生决定行根治性清创术，切除所有受累骨。经患者同意后，切除窦道及周围的皮肤和软组织，甚至骨组织（图 5.1b~c）。彻底切除右侧 SCJ 及胸骨柄右缘，同时切除右侧第 1 肋骨和第 2 肋骨的肋软骨，保持后方软骨膜完好无损（图 5.1c）。将纱布用含杆菌肽和多黏菌素 B 的双抗生素溶液浸泡（每天两次），然后包扎伤口。2d 后按计划再次探查伤口，进一步清创并切除受累骨。组织培养时可见对甲氧西林敏感的金黄色葡萄球菌。随后患者出院回家，经负压伤口治疗和静脉注射抗生素治疗约 3 个月后，因出现严重不适停用负压伤口治疗。1 个月后，患者因为对侧 SCJ 肿胀、发红而再次就诊。MRI 检查结果证实骨髓炎和左侧 SCJ 破坏（图 5.2b）。对患者再次行扩大根治性切除术，切除整个胸骨柄、双锁骨内侧 1/3 和双侧第 1 肋骨头（图 5.3）。将伤口保持开放，并进行多次清创手术。此时培养物中可见铜绿假单胞菌。对患者行静脉注射多种抗生素治疗 8 周、口服抗生素 3 个月不久，患者再次发生感染，需要行外科清创，伤口大小为 10cm×12cm，组织培养时可见耐甲氧西林金黄色葡萄球菌，继续应用抗生素静脉治疗。重新应用负压伤口治疗 5 个月后，患者出现正常的肉芽组织（图 5.1d），伤口缩小且延迟闭合。之后，患者右颈内静脉出现深静脉血栓，并接受抗凝治疗。延迟一期闭合 2 个月后，患者因跌倒出现右侧 SCJ 区血肿，国际标准化比值（INR>8.0）超过了有效治疗范围。此时临床医生重新探查，冲洗血肿，并进行了额外清创。伤口基本闭合后，对患者留置引流球，于 1 周后去除。虽然血肿培养结果提示光滑念珠菌，但是患者恢复良好。

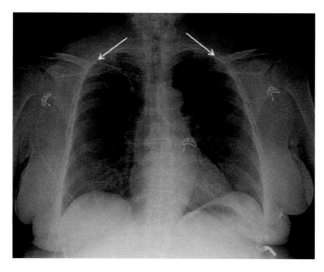

图 5.3　术后 1 年行胸部 X 线检查，结果提示双侧锁骨内侧 1/3 被切除（箭头示）

在治疗的 12 个月中，患者共接受 8 次手术。3 年后，患者未出现异常症状，目前正在应用复方新诺明进行治疗。

讨　论

自发性 SCJ 感染是一种罕见的疾病，可能由来自其他感染源微生物的血行播散引起。这种感染的危险因素包括免疫抑制、中心静脉导管、创伤和静脉药物滥用[1]，但也有报道提示，其可自发性地发生在健康的成年人中。虽然葡萄球菌似乎是主要的病原微生物[2]，但是其他各种病原体也已从 SCJ 感染中分离出来，在某些情况下可能存在一种以上微生物的双重感染，就像本章中所介绍的患者。SCJ 包括胸骨柄、锁骨、第 1 肋骨三块骨头，并非两块，具有前后两个关节囊。SCJ 易受感染的原因尚不清楚，可能与其由纤维软骨而非透明软骨组成有关[3]。自发 SCJ 骨髓炎的典型表现为局限性或弥漫性胸壁疼痛[2]，伴随受累关节的压痛、肿胀，大多数患者可能不存在全身表现。

SCJ 感染很难治疗，因为在靠近大血管的胸壁区域会发生持续性的破坏。治疗方法通常包括全身静脉注射抗生素，以及对所有受累组织进行根治性清创，例如骨和软骨的切除。SCJ 感染仅发生于少数患者，经常累及相邻锁骨和胸骨[1]，也可以播散到邻近的肺组织，导致肺脓肿。切除 SCJ 和锁骨的内侧以后，第 1 肋骨和锁骨之间的肋锁韧带保持稳定可以防止手术后的重大残疾。术前可通过 CT 或 MRI 检查评估感染程度，以制订合理的手术计划。

对于清创术后留下的较大前胸壁缺损，临床医生可以采取不同的策略处理伤口，包括及时或延迟闭合伤口，使用或不使用血供良好的肌瓣（一般是胸大肌）均可[2,4-5]。就像本例患者，负压伤口治疗后延迟一期愈合似乎是处理较大伤口的合理方法[4]。对于伴有巨大开放伤口的大多数患者，通常需要通过肌瓣闭合缺损。由于感染容易复发，延期使用肌瓣有利于保留更多的健康组织以备不时之需。在一项克利夫兰诊所的回顾性研究中，研究者比较了负压伤口治疗后初次闭合和延迟闭合伤口的疗效[2]，结果发现两组患者的功能预后没有区别，复发率相似。在华盛顿大学 Puri 等人的一项较小规模的研究中，将 10 例 SCJ 切除后立即行皮瓣闭合的患者与 10 例行开放性伤口护理[4]的患者进行了比较，结果显示开放组患者的伤口并发症较少，住院时间较短，伤口护理的时间更长（中位时间为 12 周），这与我们的经验相符。

总之，SCJ 感染很少见，最好的处理方法是积极地进行手术清创和全身抗生素治疗。一期或延迟闭合伤口策略对胸壁缺损都是有效的，应根据患者情况给予相应的处理。如果怀疑感染可能复发或需要额外清创，强烈推荐采用负压伤口治疗处理开放伤口。

（王晖　译，王晓航　审）

参考文献

[1] Kuhtin O, Schmidt-Rohlfing B, Dittrich M, et al. Treatment strategies for septic arthritis of the sternoclavicular joint. Zentralbl Chir, 2015, 140 Suppl 1:S16-S21.

[2] Kachala SS, D'Souza DM, Teixeira-Johnson L, et al. Surgical management of sternoclavicular joint infections. Ann Thorac Surg, 2016, 101(6):2155-2160.

[3] Schipper P, Tieu BH. Acute chest wall infections: Surgical site infections, necrotizing soft tissue infections, and sternoclavicular joint infection. Thorac Surg Clin, 2017, 27(2):73-86.

[4] Puri V, Meyers BF, Kreisel D, et al. Sternoclavicular joint infection: A comparison of two surgical approaches. Ann Thorac Surg, 2011, 91(1):257-261.

[5] Al-Mufarrej F, Martinez-Jorge J, Carlsen BT, et al. Use of the deltoid branch-based clavicular head of pectoralis major muscle flap in isolated sternoclavicular infections. J Plast Reconstr Aesthet Surg, 2013, 66(12):1702-1711.

病例 **6**

恶性胸膜孤立性纤维性肿瘤

Amber Redmond, Eric P. Anderson,
Christopher W. Seder, Nicole M. Geissen

关键词

- 恶性
- 孤立性纤维性肿瘤
- 胸膜起源肿瘤

引 言

孤立性纤维性肿瘤（solitary fibrous tumor，SFT）是一种罕见的、起源于间叶组织的肿瘤 [1]。尽管如此，被诊断为 SFT 的患者数量仍在逐年上升。起源于胸膜的 SFT 大部分为良性，13%~23% 为恶性 [1]。恶性孤立性纤维性肿瘤（malignant solitary fibrous tumor，MSFT）被完整切除后仍有一定的复发概率，曾有报道显示手术后 16 年可出现肿瘤复发 [2]。因此，考虑到 SFT 不可预测的性质和多变的临床生物学行为，建议对切除后的患者进行长期临床随访和观察。本章中所介绍的病例是一位 61 岁老年女性患者，被诊断为起源于胸膜的 MSFT（并侵犯毗邻肋骨）。

病例汇报

患者女性，61 岁，非裔美籍，无吸烟史，有高血压病史，因左肩疼痛加重 2 个月于急诊科就诊。否认近期有外伤史，无胸壁疼痛或其他身体不适症状。胸部 X 线检查结果提示左侧胸壁可见肿块阴影（图 6.1）。胸部 CT 检查结果提示有一大小为 39mm×48mm 的高衰减肿块，基底部起源于胸膜，并伴有左侧第 8 肋骨的局部骨性侵犯（图 6.2），腋窝下、纵隔及肺门处未见肿大淋巴结。

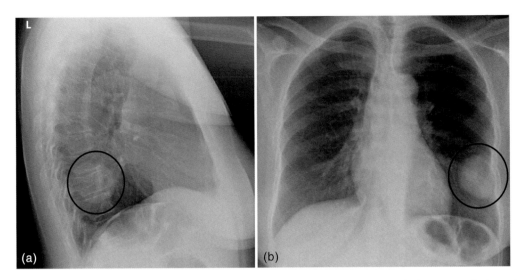

图 6.1　正侧位胸部 X 线检查结果提示左侧胸壁占位（圆圈内示 SFT）：（a）侧位；（b）正位

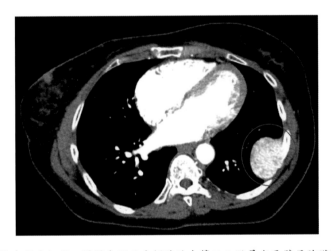

图 6.2　胸部 CT 检查轴向切面，圆圈内显示左侧胸腔内第 7~8 肋骨水平壁层胸膜孤立性纤维性肿瘤

　　患者入院后先给予镇痛治疗，然后行超声引导下细针穿刺术。超声下可见肿块内无回声密度，多普勒彩超检查结果提示肿块内有血流与血管，血运丰富。细针穿刺活检物为血性，病理细胞学检查结果提示罕见的组织细胞。进一步完善核医学骨骼扫描、腹部和骨盆的 CT 检查，结果显示无远处转移。

　　超声引导下细针穿刺术未能明确肿瘤性质，为进一步诊治，将患者转至胸外科进行手术。根据影像学检查结果的表现，该病变需与神经鞘瘤、肉瘤、血管瘤和胸膜 SFT 进行鉴别诊断。拟行术中胸腔镜探查，先明确肿瘤性质。镜下可见第 8 肋间胸膜处有一血运丰富的肿瘤，第 7 肋和第 8 肋间的血管直接进入肿瘤内部。沿肿瘤外胸膜边缘完整切除肿瘤，术中并未见侵犯第 8 肋骨。病理学检查结果提示大小为 5.1cm 的 MSFT，其中每 10 个高倍视野下有丝分裂指数为 2~5 个，局部切缘阳性，没有淋巴管或神经周围的浸润，最终病理结果提示胸膜 MSFT。因切缘局部阳性，手术中扩大切除了第 7 肋骨和第 8 肋骨。因切除范围较大，术中使用聚四氟乙烯网片对缺损胸壁进行重建。术后患者恢复顺利，术后 6 个月进行胸部 CT 复查。

讨　论

根据既往的病例报道和回顾性研究，我们对 SFT 的主要临床特征、临床病理结果和治疗效果进行了总结。该患者的临床症状主要为进行性肩痛。诊断时胸膜 SFT 的临床症状是多种多样的，40%~60% 的患者出现咳嗽、气短或胸痛等症状，极少数出现咯血或梗阻性肺炎。SFT 还可能与免疫介导综合征相关，继而出现相关的副瘤综合征，如 Bierre-Marie-Bamberger 综合征（肥大性肺性骨关节病）和 Doege-Potter 综合征（非胰岛细胞肿瘤性低血糖）。大多数胸膜 SFT 起源于内脏胸膜，有一个带蒂的根部，其中包含肿瘤的滋养血管。胸膜基底肿瘤多为宽基底型。

在胸部 X 线片上，胸膜 SFT 外观清晰、圆润，如本病例所示。胸部 CT 检查结果常提示肿瘤界限清晰，并伴有周围结构因瘤体挤压而出现移位，但并非侵犯。MRI 检查通常不作为胸膜 SFT 的首选检查手段。由于穿刺标本细胞数量不足，行细针穿刺术时很少能得出 SFT 的诊断。针穿活检可以提供足够的组织用于诊断 SFT，但可能不足以评估组织病理学方面的高危肿瘤特征。

外科医生在切除 SFT 时，必须扩大切除范围才能保证肿瘤边缘阴性。对于侵犯肺组织的 SFT，为达到 R0 切除的标准，必须切除部分肺组织，有时可能需要行肺叶切除术、双肺叶切除术、全肺切除术、胸壁切除术或膈肌切除术。SFT 对同步放化疗不敏感，没有明确的辅助放射治疗或化学治疗指南可供参考。因此，如果术中已实现肿瘤的 R0 切除，一般不再推荐行补充治疗。同样，对于未完全切除（R1 或 R2）或复发性 SFT 的辅助治疗，也没有既定的指南可供借鉴。在这些情况下，多学科团队应逐一考虑辅助放射治疗和（或）化学治疗方案。对于本例患者，由于首次手术时未完成 R0 切除，故又接受了根治性胸壁肿瘤切除。最终，病理检查结果中未发现肿瘤残留的迹象。

虽然胸膜 SFT 的性质通常是良性和惰性的，但术后仍有 10%~25% 的患者出现局部复发或转移。与复发风险增加相关的高风险因素（恶性特征）包括：高有丝分裂指数（每 10 个高倍视野下有丝分裂大于 4 次）、细胞坏死、细胞增多、核多形性、间质或血管侵犯、较大的肿瘤（≥10cm）[3-5]。胸膜 SFT 的形态结构（带蒂胸膜或无蒂胸膜）是独一无二的，其来源（内脏胸膜或壁层胸膜）也是复发风险的预测指标。宽基底型肿瘤和骨骼侵犯病变是复发的高风险因素。本章中介绍的病例存在几个侵袭性 SFT 的特点，包括高有丝分裂指数、宽基底型和来自胸膜壁层，所以复发风险增加。

已经发表的文献中，目前有几种与胸膜 SFT 相关的恶性风险评估方法。England 等人回顾分析了 223 例接受切除术的胸膜 SFT 病例资料[3]。患者如果有以下一种或多种肿瘤特征，例如每高倍镜下有 4 次以上有丝分裂、细胞增多、核多形性、细胞坏死、组织出血、肿瘤直径 >10cm、无蒂病灶或位于胸膜壁层等，则复发风险为 55%。如果患者的 SFT 没有以上特征，则复发风险为 0。De Perrot 等人提出，根据肿瘤特征（带蒂肿瘤 vs. 宽基底肿瘤 / 倒置肿瘤）和组织学危险因素（每高倍视野下有 4 次以上有丝分裂、细胞增多、核多形性、细胞坏死和血管侵犯）对胸膜 SFT 进行分类[4]。没有任何组织学危险因素的带蒂肿瘤患者的复发率为 2%；而宽基底或倒置肿瘤和至少一种恶性组织学征象患者的复发率最高，为 63%。最后，Tapias 等人提出了一种胸膜 SFT 评分系统，该系统由 6 个因素组成（每高倍镜下有 4 次以上有丝分裂，细胞增多，组织坏死或出血，肿瘤直径 >10cm，无蒂病变，胸膜壁层起源），患者的病理特征每增加一个因素，则评分加 1 分[5]。3 分及以上被认为是复发的高危因素。低危 SFT 患者的复发率为 0~3.5%，而高危 SFT 患者的复发率为 28%~77%。

关于术后随访检查的最佳时机和持续时间，没有具体的指南可供学习和参考。即使对于低风险特征的患者，也有报道称患者首次手术后 10 年以上仍然存在复发的可能，基于该疾病的这种临床特点，所有 SFT 患者都应进行长期随访。一般来说，具有低风险特征的患者应每年进行胸部 CT 检查，而具有高风险特征的患者应在最初的 2~3 年内每年进行两次 CT 检查，之后每年进行一次检查。目前还不清楚这种随访检查应该终生持续进行，还是在 10 年、15 年或 20 年后停止。

（孙启峰　译，王晓航　审）

参考文献

[1] Langman G. Solitary fibrous tumor: A pathological enigma and clinical dilemma. J Thorac Dis, 2011, 3(2):86-87.

[2] Gholami S, Cassidy MR, Kirane A, et al. Size and location are the most important risk factors for malignant behavior in resected solitary fibrous tumors. Ann Surg Oncol, 2017, 24:3865.

[3] England DM, Hochholzer L, McCarthy MJ. Localized benign and malignant fibrous tumors of the pleura. A clinicopathologic review of 223 cases. Am J Surg Pathol, 1989, 13:640.

[4] de Perrot M, Fischer S, Brundler MA, et al. Solitary fibrous tumors of the pleura. Ann Thorac Surg, 2002, 74:285.

[5] Tapias LF, Mino-Kenudson M, Lee H, et al. Risk factor analysis for the recurrence of resected solitary fibrous tumours of the pleura: A 33-year experience and proposal for a scoring system. Eur J Cardiothorac Surg, 2013, 44:111.

侵犯胸壁的胸膜恶性孤立性纤维性肿瘤：胸壁切除、重建和辅助质子束放射治疗

Mathew Thomas

 关键词

- 孤立性纤维性肿瘤
- 胸膜
- 胸壁

引 言

胸膜孤立性纤维性肿瘤（solitary fibrous tumor，SFT）是一种少见的间叶来源的肿瘤，通常为良性肿瘤，生长缓慢。随着时间的推移，约 40% 的 SFT 可能发生恶变[1]。胸膜 SFT 通常多年无症状表现，一部分病灶在发现时已经很大。在大多数情况下，SFT 包膜完整，可以完全切除，不需要对邻近结构进行大范围的切除。侵犯胸壁的 SFT 病例并不多见，因此对胸壁进行大范围切除的报道很罕见。本章中，我们报告一例巨大的恶性孤立性纤维性肿瘤（malignant solitary fibrous tumor，MSFT）合并胸壁和心包侵犯需要行广泛切除和重建胸壁的病例。

病例汇报

患者女性，41 岁，因"前纵隔肿物"来我院行手术治疗。两年前，患者与一只猫接触后出现胸部左上侧肿胀和疼痛等不适。社区医生将其诊断为肋软骨炎，并进行相应的治疗。之后患者间断胸痛，并持续至第 2 年，再次行胸部 X 线检查和

CT 检查后，结果提示存在一个长径为 16cm 的巨大前纵隔占位。CT 检查结果提示心脏移位合并左肺受压，肿瘤同时侵犯左侧胸骨柄和胸骨体交界处。随后，患者在当地医院经第 3 肋间隙左前开胸（Chamberlain-McNeil 入路）进行活检，病理检查报告提示病变为 SFT，接受 3 个月的贝伐单抗和替莫唑胺治疗后，肿瘤大小无明显缩小，转到本院行进一步治疗。该患者既往患有血色素沉着病，每 2~3 个月在当地红十字会接受一次静脉切开术，无其他特殊病史。

经评估，患者的血流动力学指标稳定。对患者胸壁进行局部检查，可见左侧第 2、3 肋间胸骨旁有一个愈合良好的 4cm 横向切口。我们对第一次活检时病理切片进行了会诊，报告结果提示与未分化 SFT 一致。胸部 MRI 检查结果进一步显示，肿瘤经左侧第 2、3 肋间侵犯前胸壁（图 7.1），导致心脏严重移位和左肺压迫。

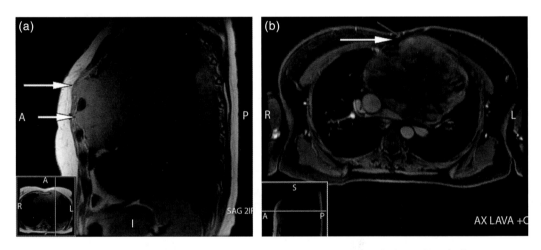

图 7.1　胸部 MRI 检查结果提示肿瘤侵犯左上肋间隙（箭头示）：（a）侧位；（b）轴位

对患者进行多学科讨论后，我们制订了治疗方案，即先行手术治疗，再行辅助放射治疗。

手术在全身麻醉下进行，患者取平卧位，双臂外展约 75°，上肢用托手板支撑，经口腔插入双腔管进行单肺通气。术中经食管超声心动图检查结果提示，肿瘤压迫引起肺动脉瓣狭窄，此导致右心室出口严重梗阻及大量心包积液。

对胸部及腹部消毒，在之前的活检切口瘢痕周围 2cm 处做一个鱼嘴形切口，并向下延伸至肋骨水平。然后经双侧乳腺下缘的连线切开皮肤，将乳腺皮瓣上翻至第 4 肋间水平，结扎双侧乳内血管后横切胸骨，做双侧前开胸切口，又称蛤壳式切口。

术中探查结果（图 7.2）证实肿瘤压迫心脏及左肺，局灶侵犯左侧第 2~4 胸肋连接处。使用能量装置（超声刀）于膈肌上方将心包切开，双侧延伸至膈神经，将心包随肿瘤整体切除（图 7.3a）。探查时未见肿瘤侵犯心脏。在距离肿瘤外缘 3cm 处切断左侧第 2~4 根肋骨，用摆动锯切除受累的左半胸骨。探查时可见肿瘤起源于左肺上叶。最后将整个肿瘤连同周围胸壁、心包和部分左肺上叶整体切除（图7.3b），在切除的肿瘤周围随机取多个组织进行活检。除靠近前胸壁的区域外，肿瘤包膜完整。

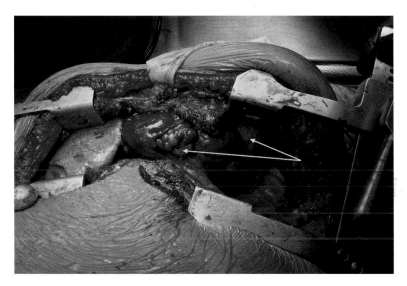

图 7.2　蛤壳式开胸与前纵隔肿瘤的术中视图（箭头示）

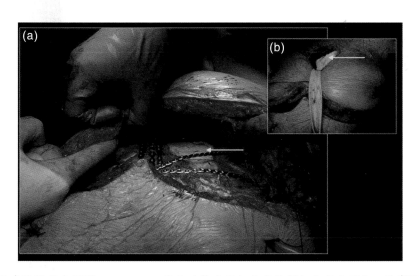

图 7.3　重建胸壁术中视图。Gore-Tex 补片（箭头示）位于胸壁切除部分下方，并穿过由先前切除活检所造成的上半部缺损（插图示）

双侧放置胸管后，逐层关闭胸腔，用不可吸收编织线和一根钢丝于肋旁以"8"字形缝合并关闭右胸切口，然后用两块长胸骨板（SternaLock Blu，Zimmer Biomet，USA）关闭胸骨横切口。在胸壁缺损处放置一个厚 2mm、大小为10mm×15mm 的 Gore-Tex 网片作为衬垫，使用 0-0 不可吸收编织线将其固定在肋骨和胸骨上。使用肋骨重建钢板（RibFix Blu，Zimmer Biomet，USA）将三根肋骨的末端连接至胸骨，并进行刚性固定（图 7.4）。然后在重建的胸壁上分层闭合胸肌，缝合乳房下切口，逐层关闭切除的活检通道。

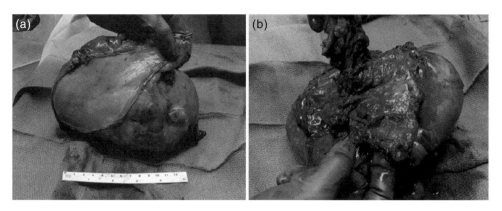

图 7.4　整块手术标本大体图：（a）肿瘤后表面附着心包；（b）肿瘤前表面附着胸壁和部分被切除的肺组织

患者在手术室拔管后，在重症监护病房治疗 3 天，并于第 6 天出院。手术标本的免疫组织化学结果提示，弥漫性 CD34 阳性，STAT6 在肿瘤细胞亚群中弱阳性，细胞角蛋白 AE1/AE3 呈斑片状分布；*SS18* 基因重排的荧光原位杂交（fluorescence in situ hybridization，FISH）为阴性。这些结果与未分化 SFT 的特征一致。因为切除边缘与之前活检部位的肋骨距离较近（<1cm），所以建议行辅助放射治疗。8 周后，患者行前胸壁质子放射治疗后恢复良好。

术后每 3 个月对患者胸部、腹部和骨盆进行 CT 检查，结果提示术后 1 年时左肺下叶可见一个 5mm 的小结节，之后增大至 7mm。CT 引导下放射性示踪定位后，对结节行胸腔镜辅助楔形切除术，术后病理检查结果与转移性 SFT 一致。对患者行第 2 次肺切除术后 9 个月，未见其他局部或远处复发的证据（图 7.5）。

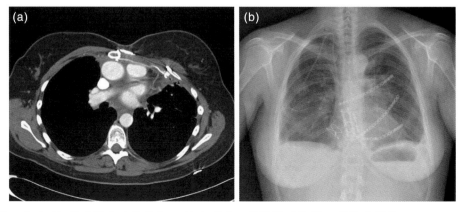

图 7.5　（a）CT 检查图片（轴位）；（b）术后 2 年随访时胸部 X 线检查图片

讨　论

SFT 一般起源于脏层胸膜，通常表现为非特异性症状，也可偶然发现于无症状的患者[1]。它只有在局部生长显著时才可能被发现，通常倾向于压迫而不是侵入邻近的组织器官。虽然大多数 SFT 可以被整块切除，但 8%~16% 的患者会出现局部复发[2]。即使发生恶变，SFT 通常也不侵犯胸壁。在一项关于我院既往 30 年（1972—2002 年）开展的 SFT 手术的回顾性研究中，有 13%（11/84）的 SFT 是恶性的，只有 10.7%（9/84）的 SFT 患者需要行联合胸壁切除术治疗[3]。在另一项纳入 157 例 SFT 患者行手术切除的单中心研究中，只有 8 例（5%）患者需要联合行胸壁切除术治疗[1]。

与良性 SFT 相比，MSFT 的预后较差，有报道称将其切除后局部复发率超过 60%。Okike 等人报道了 MSFT 切除后的长期生存率为 12%[4]。根据我们机构的经验，MSFT 的 5 年生存率为 45.5%，而良性 SFT 的 5 年生存率为 88.9%[3]。De Perrot 等人根据肿瘤特征和预后将 SFT 分为 4 种类型：①良性带蒂肿瘤，复发率为 2%；②良性无蒂肿瘤，复发率为 8%；③恶性带蒂肿瘤，复发率为 14%；④恶性无蒂肿瘤，复发率为 63%，死亡率为 30%，大多数患者的死亡时间在确诊后 24 个月内[5]。

根据简单的影像学检查与经皮穿刺活检结果，无法准确区分出良性 SFT 与 MFST[6-7]。氟代脱氧葡萄糖 –PET 检查在 SFT 诊断和治疗中的作用尚不清楚，虽然这些肿瘤通常不表现为 PET 阳性，但是可能会表现出一些恶性肿瘤共有的高代谢活动[8]。在大多数通过影像学资料诊断为 SFT 的病例中，由于组织活检不会改变最终的治疗方案，并且手术治疗是良性和恶性 SFT 的标准治疗方法，所以可以避免行组织活检。如果组织活检是必要的，则应考虑针刺活检而不是细针穿刺活检。如果存在局部复发的风险，对怀疑为 SFT 的胸内肿块行手术活检时应仔细规划，以便随后切除切口瘢痕。

如果要排除手术治疗，则强烈推荐转诊至具有复杂胸部肿瘤外科治疗经验的中心。如果肿瘤可以完整切除，则生存率与肿瘤大小无关[1]。我们发现，胸部 MRI 检查在评估胸部巨大肿瘤的可切除性时具有较重要的作用，特别是有血管侵犯时。我们认为，对于侵犯胸壁的 SFT 应按照低度恶性胸壁原发肿瘤处理，然而目前尚无证据支持这一观点。当局部复发的风险较高时，应尽可能地完整切除肿瘤，此有利于保证切缘阴性（至少 2cm）。例如本章中介绍的病例，将肿瘤切除后需要使用多种技术对胸壁进行重建。

目前新辅助和辅助化学治疗或放射治疗在 SFT 治疗中的作用尚不清楚，其作用似乎有限。对于未获得完整切除的肿瘤或者残留极近切缘的肿瘤，没有强有力的证据支持行术后放射治疗[7]。质子束治疗是一种较新的放射治疗方式，在用于胸部 SFT 治疗前未曾报道，其毒性小于常规放射治疗，因此更适合用于纵隔及肺组织切除后的治疗[9]。

SFT 长期存在局部复发的可能性，切除后应持续行影像学监测至少 10 年，甚至可能长达 15 年。

（许林 译，彭忠民 王晓航 审）

参考文献

[1] Lahon B, Mercier O, Fadel E, et al. Solitary fibrous tumor of the pleura: Outcomes of 157 complete resections in a single center. Ann Thorac Surg, 2012, 94(2):394-400.

[2] Tapias LF, Mercier O, Ghigna MR, et al. Validation of a scoring system to predict recurrence of resected solitary fibrous tumors of the pleura. Chest, 2015, 147(1):216-223.

[3] Harrison-Phipps KM, Nichols FC, Schleck CD, et al. Solitary fibrous tumors of the pleura: Results of surgical treatment and long-term prognosis. J Thorac Cardiovasc Surg, 2009, 138(1):19-25.

[4] Okike N, Bernatz PE, Woolner LB. Localized mesothelioma of the pleura: Benign and malignant variants. J Thorac Cardiovasc Surg, 1978, 75(3):363-372.

[5] de Perrot M, Fischer S, Brundler MA, et al. Solitary fibrous tumors of the pleura. Ann Thorac Surg, 2002, 74(1):285-293.

[6] Gupta A, Souza CA, Sekhon HS, et al. Solitary fibrous tumour of pleura: CT differentiation of benign and malignant types. Clin Radiol, 2017, 72(9):796.e9-796.e17.

[7] Saynak M, Veeramachaneni NK, Hubbs JL, et al. Solitary fibrous tumors of chest: Another look with the oncologic perspective. Balkan Med J, 2017, 34(3):188-199.

[8] Yeom YK, Kim MY, Lee HJ, et al. Solitary fibrous tumors of pleura of the thorax: CT and FDG PET characteristics in a tertiary referral center. Medicine (Baltimore), 2015, 94(38):e1548.

[9] Hoppe BS, Flampouri S, Henderson RH, et al. Proton therapy with concurrent chemotherapy for non-small-cell lung cancer: Technique and early results. Clin Lung Cancer, 2012, 13(5):352-358.

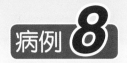

病例 8

经皮肾造瘘管错位引起的脓胸：诊断上的挑战

Raed Abdulkareem, Francis J. Podbielski

关键词

- 脓胸
- 肾造瘘术
- 病例报告

引 言

　　脓胸的定义是胸腔内积聚脓性液体，最常继发于肺炎或肺脓肿，也见于其他情况。在本章中，我们讨论由于经皮肾造瘘术中置管而引起的继发性脓胸。本例患者因肾造瘘管穿过胸膜腔和膈肌引起细菌从慢性感染的肾脏进入胸膜腔，从而导致脓胸。肾造瘘术中置管是处理不同类型输尿管梗阻的常见方法。由放置肾造瘘管引起的并发症很少见，最常见的并发症包括出血、脓毒症、器官损伤，甚至死亡。已发表文献中，有很多关于这些并发症的报道。我们对目前已发表文献进行回顾分析，未发现其他因肾造瘘管穿过胸腔进入肾脏后导致脓胸的病例。

病例汇报

　　患者男性，64 岁，既往有 4 期慢性肾病、高血压、2 型糖尿病、多发性尿路感染和左侧肾盂输尿管连接部梗阻等病史。患者于 11 个月前曾行左侧肾盂成形术、肾切开术和输尿管金属支架置入术，2 个月前更换双 J 管。在换管 3 周后，由于肾功能加剧恶化，患者于我院就诊。肾脏超声检查结果提示左肾严重积水，随后于介入科放置左肾造瘘管。5 周后，患者因全身不适、发热和寒战入院，其他症状包括

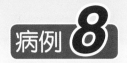

37

肉眼血尿、背部疼痛和劳累性呼吸困难，并自诉有左侧胸膜炎性胸痛。

体格检查结果提示，患者存在由发热引起的中度疼痛和需氧量增加。左肺呼吸音减弱，肾造瘘管内有大量血性引流液流出。血尿素氮和肌酐分别升高到 87mg/dL 和 4.5mg/dL（1mg/dL=0.01g/L），血钾水平为 5.3mmol/L，白细胞计数为 13.9×10^9/L。尿液分析结果符合尿路感染，因此患者开始静脉注射哌拉西林他唑巴坦。

胸部 X 线检查结果提示左侧大量胸腔积液（图 8.1a），于左侧放置 18Fr 胸管，引流血性液体 150mL，术后胸部 X 线检查结果提示轻微改善（图 8.1b）。考虑到潜在的局限性胸腔积液，再次行胸部 CT 检查，提示持续存在中度胸腔积液（图 8.1c）。

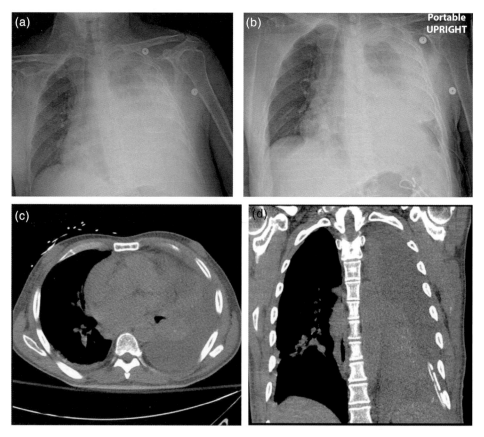

图 8.1 （a）初次胸部 X 线检查结果提示左侧大量胸腔积液；（b）留置胸管后影像学图片显示左侧持续大量胸腔积液；（c~d）胸部 CT 检查结果提示左侧大量胸腔积液

随后请胸外科医生会诊，评估后建议行左侧胸腔镜检查。经腋中线第 5 肋间上方小切口入胸，可见整个左肺表面存在广泛的黄绿色脓性纤维素分泌物，以左肺下叶和舌段最为致密。然后在腋后线第 6 肋间建立第二个穿刺点，并引流积液约 400mL。将此积液的一部分用于培养，另一部分用于细胞学检查。剥离肺表面的纤维素分泌物，彻底引流脓液，使左肺完全复张。清除左肋膈角积液，此时可见肾造瘘管在进入膈肌前在胸腔中穿行一段距离（图 8.2a~b）。由于介入科医生计划在术后通过另一位置拔出和替换引流管，所以将肾造口管保留在原位。术后放置两根 28Fr 胸管（图 8.2c）。

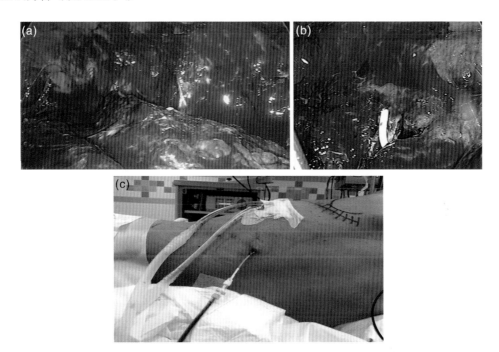

图 8.2　（a）胸腔上部可见脓胸；（b）肾造瘘管进入胸壁并刺穿膈肌；（c）左肾造瘘管和胸管

　　术后患者病情平稳，未再出现发热，状态良好。术后第 2 天，患者白细胞计数恢复为 $9.4 \times 10^9/L$，遂转为室内空气供氧。术后第 2 天和第 3 天分别拔除前后胸管，拔除胸管后胸部 X 线检查结果提示胸腔内情况明显改善（图 8.3）。

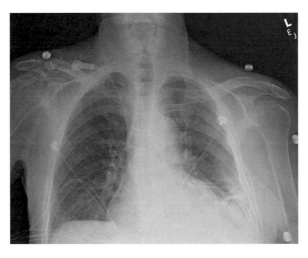

图 8.3　术后第 4 天摘除胸管后的胸部 X 线检查图片

讨 论

曾有报道称，经皮肾造瘘管置入或拔除后不久即可发生尿胸和肾胸膜瘘[1-2]，这种并发症通常在单次或多次胸腔穿刺后得到解决[3]。经回顾性分析，由 Kumar 等人报道的一个类似病例资料中描述了一例通过经皮肾镜取石术清除肾结石的患者[4]。因此，据我们所知，本报告是第一个报道此类疾病的文献。

然而，对患者行电视胸腔镜外科手术过程中收集的胸腔积液，经培养后结果呈阴性。《美国呼吸与重症监护医学杂志》（*American Journal of Respiratory and Critical Care Medicine*）报道的一项大型队列研究表明，约 42% 脓胸患者（434 例中 184 例）的胸腔分泌物的培养结果呈阴性。此外，该研究还指出，77 例患者在胸腔积液取样前接受了抗生素治疗，其中 47 例患者（61%）的培养结果呈阴性[5]。相同的是，我们的患者在胸腔镜手术前也静脉注射了 3d 的哌拉西林他唑巴坦。

其他研究表明，当进行胸腔积液培养时细菌的发现率可能会更低。Jimenez 等人对 259 例肺炎伴渗出性积液患者进行了研究，发现仅在 50 例（19.3%）患者的胸腔积液培养结果中发现了细菌[6]。同样，Po 和他的同事证实，91 例肺炎伴渗出性积液患者中有 66 例未发现细菌[7]。此外，Wait 等人研究表明，20 例胸腔积液患者中有 8 例细菌培养结果呈阴性[8]。因此，虽然人们希望确定脓胸的致病菌，但是多项研究表明细菌来源往往是难以确定的。

最初就诊时，患者使用抗生素治疗尿路感染，在行胸腔镜手术之前尿液培养结果呈阴性。因此，对于脓胸的培养结果呈阴性，我们并不奇怪。

在这个特殊病例中，肾造瘘管在进入膈肌和左肾之前实际上已穿过胸腔的一小段距离，此导致了罕见的并发症。造瘘管提供了一个从肾门到胸腔的入口，最终导致脓胸，此时医生需要高度警惕才能作出诊断。

（许林 译，王晓航 审）

参考文献

[1] Toubes ME, Lama A, Ferreiro L, et al. Urinothorax: A systematic review. J Thorac Dis, 2017, 9(5):1209-1218. doi:10.21037/jtd.2017.04.22.

[2] Batura D, Haylock-Vize P, Naji Y, et al. Management of iatrogenic urinothorax following ultrasound guided percutaneous nephrostomy. J Radiol Case Rep, 2014, 8(1):34-40. doi:10.3941/jrcr.v8i1.1424.

[3] Deel S, Robinette E Jr. Urinothorax: A rapidly accumulating transudative pleural effusion in a 64-year-old man. South Med J, 2007,100(5):519-521.

[4] Kumar S, Gautam S, Kumar S, et al. Chronic empyema thoracis after percutaneous nephrolithotomy. BMJ Case Reports, 2014,pii: bcr2014203637. doi: 10.1136/bcr-2014-203637.

[5]　Maskell NA, Batt S, Hedley EL, et al. The bacteriology of pleural infection by genetic and standard methods and its mortality significance. Am J Respir Crit Care Med, 2006, 174(7):817-823.

[6]　Jimenez D, Diaz G, Garcia-Rull S, et al. Routine use of pleural fluid cultures. Are they indicated? Limited yield, minimal impact on treatment decisions. Respir Med, 2006, 100(11):2048-2052.

[7]　Poe RH, Marin MG, Israel RH, et al. Utility of pleural fluid analysis in predicting tube thoracostomy/decortication in parapneumonic effusions. Chest, 1991, 100(4):963-967.

[8]　Wait MA, Sharma S, Hohn J, et al. A randomized trial of empyema therapy. Chest, 1997, 111(6):1548-1551.

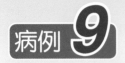

病例 **9**

胸膜恶性孤立性纤维性肿瘤伴副肿瘤性低血糖症

Evgeny V. Arshava, Adnan Al Ayoubi, Kalpaj R. Parekh

关键词

- 胸膜孤立性纤维性肿瘤
- Doege-Potter 综合征
- 副肿瘤性低血糖症

引 言

恶性孤立性纤维性肿瘤（malignant solitary fibrous tumor，MSFT）是一种罕见的疾病，在胸膜肿瘤中所占百分率不足 5%，在诊断时体积较大，具有局部复发的倾向，因此手术治疗较为困难。非胰岛素介导的副肿瘤性低血糖症（noninsulin mediated paraneoplastic hypoglycemia，NIMH）和 Doege-Potter 综合征可能很少与 MSFT 相关。

病例汇报

患者男性，72 岁，既往无特殊病史，最初表现为持续两周的精神状态改变，继发于新发的低血糖（血糖水平低至 0.35g/L）合并癫痫发作。自述在发病前 3 个月体重减轻 12kg，曾是重度吸烟者（100 包/年），无其他相关环境暴露史。体格检查结果仅提示杵状指和左侧肺部呼吸音显著减弱。

胸部 X 线检查结果提示胸部左下方有明显阴影。胸部 CT 检查结果提示左侧后胸膜有一大小约 17cm×13.5cm×11cm 的不均质肿块（图 9.1）。虽然肿块导致邻近肺部压缩性不张，但没有证据表明肿块侵犯纵隔或胸壁。PET-CT 检查结果提示左侧胸膜巨大肿块中氟代脱氧葡萄糖（fluorodeoxyglucose，FDG）弥漫性轻度摄取增高，无肿瘤转移的证据。

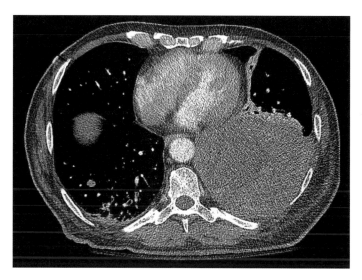

图 9.1　胸部 CT 检查结果提示，可见一大小约 17cm×13.5cm×11cm 的肿块（SFT），无胸壁或纵隔侵犯

胸腔穿刺术时抽出浆液 700mL，细胞学检查时未见恶性细胞。经皮穿刺活检术后病理检查结果提示上皮样梭形细胞肿瘤，与孤立性纤维性肿瘤（solitary fibrous tumor，SFT）一致。肿瘤细胞免疫组织化学染色结果显示 STAT6、Bcl-2、β-catenin 和波形蛋白表达呈强阳性；CK-OSCAR、EMA、S-100、CD34、TLE-1、肌动蛋白和钙视网膜蛋白表达呈阴性。

患者因顽固性低血糖症静脉注射 10% 葡萄糖注射后精神状态缓解。内分泌检查结果提示，血清中各指标水平分别为：胰岛素 0.1U/mL（参考范围 1.9~23U/mL），胰岛素原 1.6pmol/L（参考范围 0~10pmol/L），C 肽 0.21ng/mL（参考范围 0.78~5.19ng/mL，1ng/mL=10^{-6}g/L），胰岛素样生长因子-1（IGF-1）159ng/mL（参考范围 36~215ng/mL），IGF-2 为 670ng/mL（参考范围 333~967ng/mL）。患者低血糖的原因，可能是继发于非胰岛素介导的副肿瘤性 Doege-Potter 综合征。

经过相应检查后，患者接受限期肿块切除手术，术前行气管插管和全身麻醉，采用双腔气管插管进行选择性肺通气，术前放置硬膜外导管。首先，做一个巨大的后外侧切口，进胸后通过左肺下叶楔形切除术完整切除多叶肿瘤。肿块起源于侧胸壁壁层胸膜约 5cm×5cm 的区域，其基底在胸膜外平面上有丰富的侧支血管（图9.2）。将附着区残余的胸膜外组织行冰冻切片，肿瘤检测结果呈阴性。随后彻底探查胸腔，切除胸腔顶部孤立的 8mm 结节，冰冻切片病理检查结果提示其与 SFT 的病理特征一致。切除纵隔淋巴结，冰冻切片病理检查结果中未见恶性肿瘤细胞。

切除标本的病理结果与针穿活检结果一致，显示为长径 17cm 的 SFT（图 9.3）。免疫组织化学检查结果提示肿瘤有弥漫性 STAT6 表达。鉴于该肿瘤有较高的有丝分裂（每 10 个高倍视野下有 12 个有丝分裂），存在坏死，仅有微弱的 CD34 表达，因此认为该肿瘤为恶性肿瘤（图 9.4a~b）。所有手术切缘均呈阴性，包括距离肿瘤最近（胸膜底部）0.1cm 处。

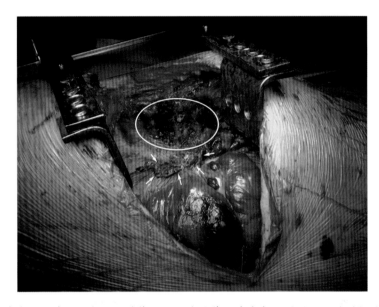

图 9.2　肿瘤基底胸膜外切除术视图（箭头指示连接带的基底部，圆圈指示胸膜切除的边缘）

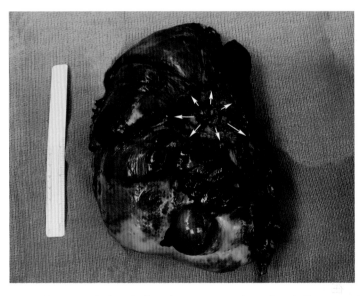

图 9.3　手术切除的标本，可见有蒂、多房肿瘤伴纤维状假包膜（图中箭头指示胸膜外基底部）

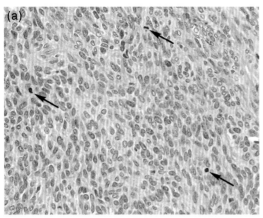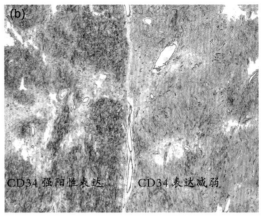

图 9.4　（a）苏木精 – 伊红染色的组织学切片，放大 400 倍（1 个高倍视野），显示梭形细胞肿瘤，有丝分裂活性增强（箭头示）；（b）对切除的肿瘤行免疫组织化学染色，异质性 CD34 表达在左半区域中呈强阳性染色，在右半区域中染色减少（图片由 Andrew M. Bellizzi 友情提供）

　　术后患者无并发症，术后第 1 天低血糖显著缓解，术后第 8 天出院。术后随访 1 年，患者未再发生低血糖相关症状。胸部 CT 检查结果未提示复发迹象。

讨　论

　　SFT 是起源于全身浆膜的罕见成纤维细胞间质肿瘤，可以发生在胸部、腹部、大脑和软组织，很少发生转移[1]。胸膜肺孤立性纤维性肿瘤（pleuropulmonary solitary fibrous tumor，PSFT）的确切发病率难以估计，占 SFT 约 30%，占所有胸膜肿瘤不足 5%。截至 2017 年，已有文献中仅报道了约 1 000 个病例。PSFT 在男性和女性中的发病率无差别，诊断时的平均年龄约为 50 岁[2]。

　　初诊时，几乎一半的患者可能无临床症状。由于生长缓慢且不产生疼痛，肿瘤在初诊前可能已发展到很大的体积。胸部症状由肿块压迫或侵犯引起，包括呼吸困难、胸痛、咳嗽和咯血。全身症状可能包括低血糖、肥大性骨关节病（杵状指）、体重减轻和疲劳感。

　　由 PSFT 引起的副肿瘤性低血糖症，又称为 Doege-Potter 综合征，在 SFT 患者中的发生率小于 5%，由肿瘤分泌 IGF-2 引起。在副肿瘤性低血糖症中，胰岛素、C 肽和 IGF-1 的血清水平通常会降低或无法检测。一些患者中总 IGF-2 水平可能升高、降低或正常。许多 IGF-2 蛋白具有较高的分子量（"大"IGF），通过常规的免疫测定法无法检测。在这些病例中，包括本病例，虽然 IGF-1 和总 IGF-2 水平可能都在参考范围内，但相对过多的 IGF-2 可结合胰岛素受体导致低血糖[3]。

　　PFST 最初在 1870 年被 Wagner 描述为"局限性胸膜间皮瘤"，之后其命名多次改变，曾被称为局限性纤维瘤、纤维间皮瘤、胸膜纤维瘤和皮下纤维瘤。这反映了诊断初期细胞起源的不确定性。SFT 来源于多能皮下间充质细胞。

大体上，SFT 的大小可以从几厘米到超过 40cm。通常肿瘤边界清楚，周围有纤维状假包膜或内衬浆膜。该肿瘤是无蒂的，或很少有蒂，具有包含较大量供体血管的基底。

SFT 存在几种组织学亚型，以大小均一的梭形细胞和大量胶原蛋白组成的交叉束随机分布是其典型特征（可能需要对数张切片进行综合分析来确定）。免疫组织化学染色结果提示标记物 CD34、Bcl-2、CD99 和波形蛋白的表达可能不一致，这可能导致在非典型组织学表现的病例中难以确定诊断。肌动蛋白、结蛋白、S-100 蛋白和上皮标记物均为阴性。在遗传学上，SFT 的特征是 NGFI-A 结合蛋白 2 基因（NAB2）易位，并与信号转导及转录激活基因 6（STAT6）融合[4]。因此，核 STAT6 的表达通常对 SFT 具有特异性。

PSFT 的影像学鉴别诊断较为宽泛，主要取决于肿块的位置。胸部 X 线检查结果可能提示肿块的存在，但不具备特异性。CT 检查是显示位置、大小以及与邻近结构关系的主要影像手段。典型的 CT 检查结果表现为肿块边界清晰，偶尔可见软组织密度的分叶状肿块。PET 检查结果提示轻度弥漫性摄取，无远处转移。在某些情况下，磁共振成像可能有助于明确膈肌和脊柱受累的情况，在其他方面很少用到。

胸膜肿块需要与胸膜外血肿、包裹性胸腔积液、胸膜转移瘤、肉瘤样间皮瘤和淋巴瘤鉴别。叶间裂肿块需要与肺癌、类癌和错构瘤相鉴别。纵隔内肿块则需要与胸腺上皮肿瘤、肉瘤和周围神经鞘肿瘤鉴别。

细针抽吸活检时所取细胞不足，故不建议用于诊断。在大多数情况下，针穿活检可以提供诊断依据，用于确定 SFT 的诊断，然而针穿活检提供的有限样本可能无法提供准确的高风险、高侵袭性的组织学证据。

SFT 的生物学行为具有很大的差异，表现为恶性的肿瘤，可能导致复发或转移。在这些肿瘤中，15%~20% 表现为局部复发和转移，可通过高有丝分裂数（每 10 个高倍视野下大于 4 个有丝分裂）、多形性增加（包括细胞核大小、不规则性和突起）、高细胞性、组织出血、细胞坏死、间质或血管浸润，以及肿瘤 >10cm 等预测肿瘤是否存在恶性可能。CD34 表达的缺失或减少与 SFT 的侵袭性相关（图 9.4b）。CD34 阳性向 CD34 阴性的转化与肿瘤的恶性转化有关。

Ki-67 蛋白（一种细胞增殖标志物）表达增加被认为是判断肿瘤恶变的其中一个指标，目前还没有明确的分子特征来区分良恶性肿瘤。

手术切除是治疗该恶性肿瘤的唯一有效方法。根据肿瘤的大小和位置，采用后外侧切口、双侧前开胸切口或胸骨劈开入路进行手术。胸腔镜手术可用于切除较小的有蒂肿瘤。

SFT 手术的原则是整体切除，切除恶性肿瘤时应距离切缘 1~2cm，在无严重并发症的情况下，可能很难获得这种切缘，尤其是对于靠近心尖、纵隔或膈肌的肿瘤。

对于胸壁肿瘤，应在胸膜外平面进行切除。对于受侵犯的肺组织，可行非解剖楔形切除术、肺叶切除术，甚至全肺切除术，有时需要行膈肌或胸壁切除。术中对残余胸壁组织进行冰冻切片有助于保证肿瘤完全切除（R0）。

目前，没有证据支持放射治疗或化学治疗可以作为 SFT 的辅助治疗。因为放射治疗和化学治疗的作用颇具争议，所以对于未完全切除的肿瘤患者可以根据具体情况考虑是否进行相应治疗。目前，正在研究治疗 SFT 的酪氨酸激酶信号通路的分子药物，包括酪氨酸激酶抑制剂（舒尼替尼、索拉非尼、帕唑帕尼），现阶段仅限于临床试验。

这种疾病较为罕见，目前还没有明确的关于治疗后随访最佳频率和持续时间的指南。高达 25% 的肿瘤在初次手术后 10 年内复发，中位复发时间可能超过 10 年，也有在初次治疗后 20 年内晚期复发者。

切缘阳性可增加复发率，胸壁侵犯和恶性胸腔积液可能增加疾病复发的风险，即使最初被归类为良性的肿瘤也可能在晚期复发。也有病例报道称，最初病理结果为良性的肿瘤也可转化为恶性。肿瘤复发预示着预后不良，常与邻近结构侵犯相关。

de Perro、Demicco、Tapias 和 Salas 描述了关于 SFT 风险分层的几种预测模型。现有的不同系统可能对总生存期和无进展生存期的预测能力不同[5]。总而言之，这些模型提供了可比较的数据，表明这些因素可导致患者预后较差，例如年龄 55 岁及以上、不良组织学类型（如上所述）、肿瘤增大（通常超过 10cm）、无蒂、发现时已出现转移或呈多灶性疾病。这些肿瘤较罕见，因此患者的预后分析也比较复杂。

低风险肿瘤的 20 年无进展生存率预测值可以超过 80%，而高风险肿瘤的 5 年无进展生存率可能接近 50%，总生存期也是如此。SFT 复发后延长生存期是可能的，尤其是对于那些可以接受手术切除的患者。如果不能切除多发性同步转移瘤，则患者的预后会很差。

在随访过程中高危患者需要进行定期胸部影像学检查，每隔 6~12 个月进行 1 次。对低风险患者应随访长达 10 年，对高风险患者应随访长达 20 年，目前尚无公认的指南支持这一观点。在长期随访中，胸部 X 线检查可以代替 CT 检查，从而降低辐射暴露的总体风险。

（任万刚　译，王晓航　审）

参考文献

[1]   de Perrot M, Fischer S, Brundler MA, et al. Solitary fibrous tumors of the pleura. Ann Thorac Surg, 2002, 74:285-293.

[2]   Tapias LF, Mercier O, Ghigna MR, et al. Validation of a scoring system to predict recurrence of resected solitary fibrous tumors of the pleura. Chest, 2015, 147(1):216-223.

[3]   Dutta P, Aggarwat A, Gogate Y, et al. Non-islet cell tumor-induced hypoglycemia: A report of five cases and brief review of the literature. Endocrinol Diabetes Metab Case Rep, 2013, 2013:130046.

[4]   Chmielecki J, Crago AM, Rosenberg M, et al. Whole-exome sequencing identifies a recurrent NAB2-STAT6 fusion in solitary fibrous tumors. Nat Genet, 2013, 45(2):131-132.

[5]   Reisenauer JS, Mneimneh W, Jenkins S, et al. Comparison of risk stratification models to predict recurrence and survival in pleuropulmonary solitary fibrous tumor. J Thorac Oncol, 2018, 13(9):1349-1362.

病例 **10**

腹腔镜阑尾切除术后脓胸

Raed Abdulkareem, Francis J. Podbielski

 关键词

- 脓胸
- 腹腔镜
- 阑尾切除术

引 言

在美国，阑尾切除术是最常见的外科手术之一。作为急性阑尾炎的首选治疗手段，如今该手术大多数是通过腹腔镜完成的，最常见的并发症包括手术伤口感染、腹腔内脓肿形成，脓胸较少见。该病例报道中，一例患者在接受腹腔镜阑尾切除术治疗后 6 周发生右侧脓胸。胸腔镜探查时在胸腔内可见颗粒状粪便物，似乎是通过膈肌上的一个小缺口进入胸腔的。

脓胸通常继发于肺炎或肺脓肿，也可在其他临床情况下出现。曾有报道称，阑尾切除术后可发生脓胸。本章的病例报道中，不仅讨论了腹腔镜阑尾切除术后数周内脓胸的进展，而且还讨论了在电视胸腔镜下对脓胸进行推定诊断时胸腔内实际存在的粪便物质。

病例汇报

患者男性，71 岁，既往有冠状动脉疾病、高血压、高脂血症、食管裂孔疝、脂肪肝浸润等病史，既往行下腹正中剖腹探查中切除小肠类癌时发生小肠梗阻。临床表现为典型的阑尾炎症状（低热、白细胞增多和右下腹压痛）。行腹腔镜探查时可见阑尾穿孔伴排泄物进入腹腔。腹腔镜下行阑尾切除术和腹腔冲洗。

术后患者出现左侧腹股沟疝并嵌顿，术后第 4 天再次回到手术室对嵌顿的左腹股沟疝进行修复。住院过程中患者状态良好，术后第 9 天出院。出院后，多次随访时患者状态良好，除持续全身不适外，无发热症状。

该患者在阑尾切除术后约两个月时，因厌食症、病情恶化和右侧无放射性胸痛 1 周再次到医院急诊科就诊。否认发热、寒战和咳嗽等症状。

经体格检查发现，患者大量出汗，伴有中度的继发性胸膜炎性疼痛和呼吸困难。听诊时右肺下野呼吸音减弱，左肺呼吸音清。腹部柔软，无压痛，腹中线、左腹股沟及两处腹腔镜进镜孔的瘢痕愈合良好。白细胞计数为 11.6×10^9/L，其余的实验室化验指标正常。胸部 CT 检查结果显示右侧胸腔含有大量、散在的胸腔积液，符合右侧脓胸的表现（图 10.1a~b）。

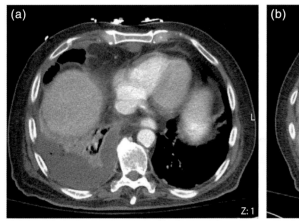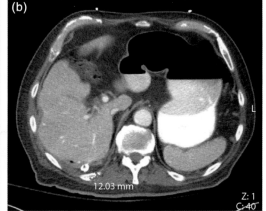

图 10.1　（a）胸部 CT 检查结果提示右下胸腔积液；（b）胸部 CT 检查结果提示膈肌附近钙化肿块

继续行右侧胸腔镜探查，以排除脓胸的可能性。在腋中线第 7 肋间做一 2cm 的切口，进入胸腔后排出恶臭的黄绿色浓稠液体 300mL。用吸引器清除右肺下叶和胸壁下表面的纤维组织。在膈肌和胸壁连接处进一步向下和横向探查时可见粪便样物质存在（图 10.2a~b）。这些物质聚集后通过胸壁进入胸腔，其特点是形状非常不规则且极其易碎。用大量温盐水冲洗右侧胸腔，再次探查时在紧邻胸壁的膈肌外侧表面发现了一个 1cm 的缺损。轻压右上腹部，脓性分泌物持续从腹腔流入胸腔（图 10.2c）。置入 28Fr 胸管，直角方向为向下和向后，使得胸管的顶端位于膈肌缺损区域。术后复查腹部 CT 检查，结果显示膈下、肝外侧和右结肠旁沟区有积液（图 10.3a~b）。次日，普外科医生将患者送回手术室。经右肋下切口进入腹部，重新探查上述区域，清除额外的颗粒物质及化脓性残渣。手术结束时用大量生理盐水对腹腔进行冲洗，并放置了 2 根 Blake 引流管。

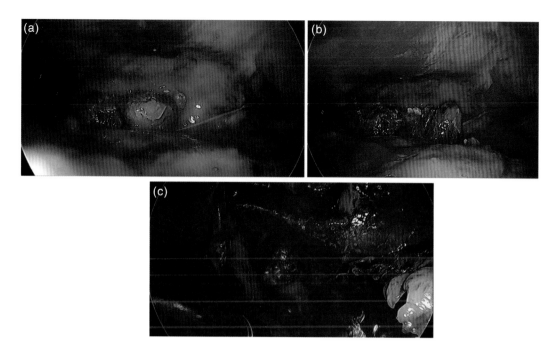

图 10.2　（a~b）右侧胸腔内粪便样物质；（c）胸侧膈肌缺损

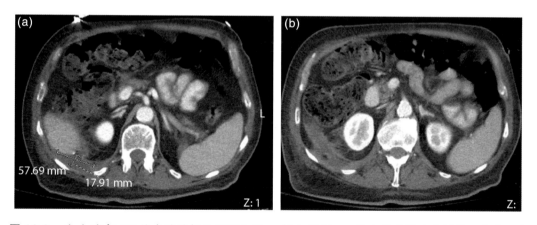

图 10.3　（a）腹部 CT 检查结果提示膈下积液；（b）腹部 CT 检查结果提示右侧结肠旁沟积液

　　胸腔脓性积液培养结果提示有大肠杆菌、鸟肠球菌和脆弱拟杆菌的生长。随后根据感染科医生的建议进行抗生素治疗。

　　手术后患者状态良好，术后第 9 天可以进食，随后拔除胸管和腹腔 Blake 引流管，患者出院。

讨 论

急性阑尾炎是一种常见的外科急症。成功的阑尾手术需要切除阑尾及其内容物。异位阑尾可以迁移到不同的位置，并作为感染和脓肿形成的病灶。随着脓胸的形成，在胸腔内可发现阑尾结石或粪便样物质。

Betancourt 等人[1]报道，一名两岁患者的胸腔内出现游离的阑尾结石及膈肌缺损。该患者在超声引导下放置胸腔引流管，并在介入放射荧光引导下通过器械取出阑尾结石。患者在术后 5d 拔除引流管，在后续 1 个月的随访中无症状。

已发表研究中，还有其他几篇文献报道阑尾结石可移位至腹膜腔、莫里森囊、髂腰肌间室、臀区和骨盆[2-4]。经回顾性分析已发表的文献，曾有成人阑尾结石或粪便样物质移至胸膜腔的病例。我们推断，阑尾结石或粪便样物质侵蚀膈肌导致缺损形成，然后迁移到胸腔导致脓胸。膈肌先天性缺陷或外伤引起的缺陷也为我们的发现提供了可能的解释。我们认为，患有先天性膈肌缺损的患者更容易因腹部化脓性疾病而发生脓胸。

阑尾切除术后，残留的粪便样物质或阑尾结石形成脓肿，其症状和体征可能会持续数日或数年。在本病例中，患者分别在术后 4 周和 6 周时出现不适和胸膜炎性疼痛，处理方法包括引流脓肿和取出阑尾结石，以及介入治疗、腹腔镜检查或开放入路手术[5]。对于本例患者，我们进行胸腔镜检查以明确排出脓胸积液，并且再次检查有无残余阑尾结石或粪便样物质。然后进行腹腔探查以清除腹部残余异物，并排出腹部脓性积液。术后放置胸管及腹部引流管以持续引流。

治疗该病例的关键点是，阑尾炎伴穿孔时应于腹腔镜下对腹部进行充分冲洗。考虑到减少术后疼痛和更快恢复正常活动的需要，外科医生普遍选择微创方法。然而，仅注重美容切口而非疾病的治愈，这样的微创手术是不可取的。我们必须对疾病的整个过程和这些不恰当的手术可能导致的并发症有一个全面的认识，以便缓和对微创手术的热情。

总之，腹腔镜阑尾切除术后残留阑尾结石是一种罕见的并发症。在本病例报告中，我们行胸腔镜探查以诊断脓胸，在胸膜腔内发现了残留的阑尾结石或粪便样物质，这也是导致成年患者脓胸的罪魁祸首。

（胡冬鑫 译，王晓航 审）

参考文献

[1]　Betancourt SL, Palacio D, Bisset GS Ⅲ. The "wandering appendicolith." Pediatr Radiol, 2015, 45(7):1091-1094.

[2]　Kaya B, Eris C. Different clinical presentation of appendicolithiasis. The report of three cases and review of the literature. Clin Med Insights Pathol, 2011, 30(4):1-4.

[3]　Lambo A, Nchimi A, Khamis J, et al. Retroperitoneal abscess from dropped appendicolith complicating laparoscopic appendectomy. Eur J Pediatr Surg, 2007, 17(2):139-141.

[4]　Vyas RC, Sides C, Klein DJ, et al. The ectopic appendicolith from perforated appendicitis as a cause of tubo-ovarian abscess. Pediatr Radiol, 2008, 38(9):1006-1008.

[5]　Singh AK, Hahn PF, Gervais D, et al. Dropped appendicolith: CT findings and implications for management. AJR Am J Roentgenol, 2008, 190(3):707-711.

机器人缝合折叠术治疗左侧膈膨升

Lia Jordano, Christopher W. Seder, Gary W. Chmielewski

 关键词

- 膈膨升
- 机器人手术
- 内镜缝合

引 言

　　膈膨升是一种罕见的先天性疾病，发病率不足 0.05%，发病原因为膈肌的发育缺陷导致呼吸时背侧的膈肌下降功能受损[1]。Morrison 于 1923 年首次报道了手术修补膈膨升的病例，术中采用开放手术手工缝合和折叠[2]。随着时间的推移，各种治疗方法（包括开放手术和微创技术）已经见诸报道[1,3-4]。这些技术既有优势，又有挑战。本章中，我们提出了一种新的方法，即应用机器人辅助胸腔入路、内固定和腹腔镜引导进行膈肌折叠，此不仅充分利用了微创手术的优势，而且减少了手术风险和技术障碍。

病例汇报

　　患者女性，53 岁，既往无吸烟史，在过去 3 年中出现进行性呼吸困难和胃食管反流症状，诊断为巨大的食管旁疝，转入胸外科治疗。既往有慢性阻塞性肺病、睡眠呼吸暂停（持续气道正压）、高血压和化脓性汗腺炎等病史，无胸部外伤或胸部手术史。体格检查提示患者为肥胖女性（体重指数 35kg/m²），左肺底呼吸音减弱。近期的肺功能检查结果提示限制性通气功能障碍，肺总量（占预测值 57%）、功能肺活量（占预测值 42%）和第一秒用力呼气量（占预测值 36%）均下降（表11.1）。胸部 X 线检查结果提示左侧膈肌升高至隆突水平，左肺体积明显减少，纵隔由左向右轻微移位，胃、部分结肠和小肠、脾、胰尾均位于左半胸腔内（图11.1）。为排除食管裂孔疝，我们进行了上消化道内镜检查，结果显示胃食管交界处在距门齿 38cm 位置，没有裂孔疝的证据。患者无胸部外伤或胸部手术史，膈肌麻痹的可能性较小，故未行经鼻吸气试验。患者被诊断为左侧膈膨升，建议行腹腔镜和机器人辅助胸腔镜联合膈肌折叠术。

表 11.1　肺功能检查结果

	TLC/ 预测值（%）	FVC/ 预测值（%）	FEV$_1$/ 预测值（%）
术前	57	42	36
术后 18 个月	81	76	68

TLC：肺总量；FVC：功能肺活量；FEV$_1$：第一秒用力呼气量

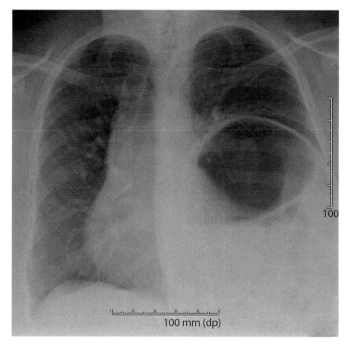

图 11.1　术前胸部 X 线检查图片

　　行双腔气管插管和全身麻醉，患者取右侧卧位，轻度反 Trendelenburg 体位，稍微向后侧身，以便接近左上腹。经腋中线第 6 肋间进入胸腔，做长约 2cm 的切口。两个机器人穿刺孔分别置于初始操作孔两侧 8cm 处。肉眼可见左侧膈肌膨升至隆突水平，胸腔内无腹腔内容物。在左肋下区域，将气腹针置于 Palmer 点，建立气腹，将 10mm 的 Visiport™（Medtronic，Dublin，Ireland）穿刺器插入腹腔，用 30° 镜观察腹腔器官与膈肌左侧的关系，膈肌左侧正下方区域未见腹腔脏器。用两个带有有孔双极抓钳的机械手臂从外面开始向内抓住，并从胸腔中卷起膈肌。使用 Endo GIA 切割吻合器（Mcdtronic，Dublin，Ireland）黑钉依次缝合多余的膈肌组织，将切割缝合器从后孔进入，并从外向内缝合。通过腹腔镜再次检查，确保缝线上无腹腔脏器受损。为了提高缝钉的承受力，机器人手术系统采用 1 号 Ethibond（Ethicon Inc，Somerville，NJ）不可吸收缝线进行水平褥式缝合、打结。选择前端一个孔留置 24Fr 胸管，有利于胀肺。总手术时间为 120min。

患者留院观察，术后恢复良好，无任何近期或远期并发症。术后第 1 天拔除胸管，出院。术后 18 个月时，复查胸部 X 线检查，结果显示左侧膈肌抬高明显改善（图 11.2）。患者呼吸困难得到缓解，可以耐受正常饮食，无反流。随访时，肺功能显著改善，肺总量占预测值的 81%，功能肺活量占预测值的 76%，第一秒用力呼气量占预测值的 68%（表 11.1）。

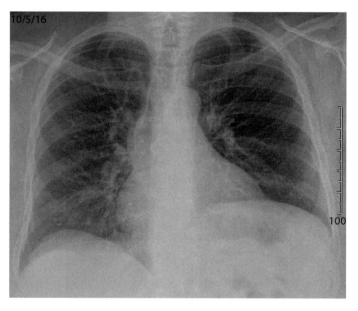

图 11.2　术后 19 个月的胸部 X 线检查图片

讨　论

对于有症状的病例，建议采用手术修补膈膨升。这种病例相对罕见，已发表的文献数量也非常有限。目前，存在多种治疗膈膨升的手术技术，包括通过开放式、胸腔镜、腹腔镜入路行手工缝合或切割缝合器缝合。对于本患者，我们采用了腹腔镜和机器人辅助的手术方法。与开放式手术相比，微创技术可以减轻术后疼痛，缩短住院时间[5]。然而，抬高的膈肌所提供的空间受限，只能实现 6 个自由度的操作，使得采用电视胸腔镜外科手术（video-assisted thoracoscopic surgery，VATS）进行修补有一定的难度。机器人手术不仅解决了 VATS 带来的这些挑战，而且增强的关节（7 个自由度）和三维可视化等优势提高了手术的精准度。机器人手术的一个显著缺点是无触觉反馈，可能会增加因疏忽造成损伤的风险，特别是对于腹腔脏器，该损伤不能被直接发现。为了改善这种情况，我们同时使用了腹腔镜，增加一个单独的腹部操作孔有利于暴露膈肌两侧，降低损伤风险。随访 18 个月后，这项技术的中期疗效良好，已被证实具有较好的安全性和有效性。

（王晖　译，刘颖　审）

参考文献

[1]　Groth S, Andrade RS. Diaphragm plication for eventration or paralysis: A review of the literature. Annal Thorac Surg, 2010, 89(6):S2146-S2150.

[2]　Morrison JM. Eventration of diaphragm due to unilateral phrenic nerve paralysis. Arch Radiol Electrother, 1923, 28:72-75.

[3]　Groth S, Rueth NM, Kast T, et al. Laparoscopic diaphragmatic plication for diaphragmatic paralysis and eventration: An objective evaluation of short-term and midterm results. J Thorac Cardiovasc Surg, 2010, 139(6):1452-1456.

[4]　Kwak T, Lazzaro R, Pournik H, et al. Robotic thoracoscopic plication for symptomatic diaphragm paralysis. J Robotic Surg, 2012, 6(4):345-348.

[5]　Bendixen M, Jorgensen OD, Kronborg C, et al. Postoperative pain and quality of life after lobectomy via video-assisted thoracoscopic surgery or anterolateral thoracotomy for early stage lung cancer: A randomised controlled trial. Lancet Oncol, 2016, 17(6):836-844.

医源性膈疝导致右肺完全不张

Brett Curran, Wickii T. Vigneswaran

 关键词

- 膈疝
- 肝切除术
- 疝修补术

引　言

　　膈疝是指腹部的内容物通过膈肌的缺损或开口进入胸腔。膈疝可以是先天的，也可以是后天的。先天性膈疝很少见，新生儿中的发病比例为 1/2 500，与胚胎发育过程中出现的先天性膈肌缺陷有关[1]。这些原发性膈疝（如 Bochdalek 疝）可导致肺发育不全，通常在婴儿期可发现[1]。后天性膈疝也很罕见，通常与创伤有关。有研究结果发现，1%~5% 的车祸住院患者和 10%~15% 的穿透性创伤患者可出现膈疝[2]。创伤性疝与膈肌的直接损伤或高腹压有关，表现为腹腔内容物疝入胸腔[2]。由于肝脏对膈肌右侧的保护作用[2]，外伤性膈疝几乎都发生在左侧。后天性膈疝也可由医源性机制引起，尽管其发生较创伤引起的疝少见。医源性膈疝最常发生在手术后[3]。确切地说，肝切除术后导致医源性膈疝的病例数量非常有限。肝切除术后发生的膈疝体积较小，在几个月至数年内可表现出各种不同的症状。

病例汇报

　　患者女性，27 岁，白色人种，临床表现为持续数月的呼吸短促，自认为是由哮喘引起。患者存在偶发的腹泻和自发性呕吐症状，无相关的腹痛症状。否认发热、寒战或恶心等症状。经体格检查可知，患者血压 120/60mmHg，心率 72/min，呼吸频率 16/min，体重指数（body mass index，BMI）38kg/m²。胸部 X 线检查及 CT 检查结果显示小肠和结肠等腹部内容物疝入胸腔右侧，几乎填满了右侧胸腔（图 12.1）。患者的既往病史很复杂，包括脑瘫、发育迟缓、哮喘、癫痫，两岁时曾行房间隔缺损修补术。32 个月前，患者因肝右叶一处 9cm 的良性腺瘤行右侧肝切除术（图 12.2），术后恢复过程很复杂，出现了肺源性败血症，因反复出现呼吸衰竭需要再次插管。出院后患者恢复比较顺利，直到几个月前出现上述症状。在肝切除术 2 个月后，CT 扫描结果显示肝脏正常再生，胸部扫描结果也正常。

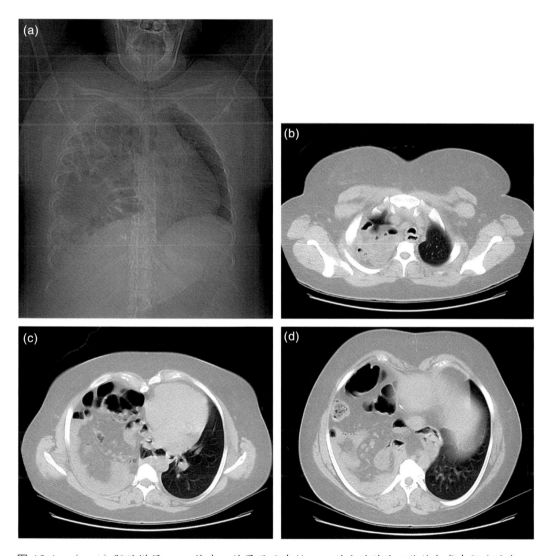

图 12.1　（a~d）肝脏增强 MRI 检查，结果显示直径 9cm 的分叶肿块可能被包裹在肝右叶内

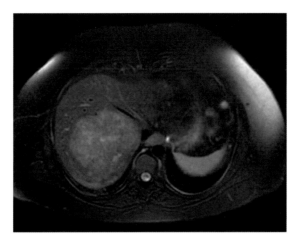

图 12.2　胸部 CT 检查结果提示小肠和结肠疝入胸腔右侧，几乎填满右侧胸腔，右肺几乎完全不张

经胸外科手术评估后，对患者行经右胸入路开胸手术，术中可见大部分小肠及横结肠已完全填满右侧胸腔。右肺下叶完全不张，右肺上叶部分通气，但是被腹部内容物压迫。经过仔细检查，可见膈肌中央有一个 6cm×5cm 的缺损，大部分肠管和大网膜经此缺损疝入胸腔。虽然膈肌本身较好，但是缺损很大，故需要假体修复。通过系统的解剖和松解可确定缺损的边缘，用电钩小心地将缺损边缘的粘连分离。然后将胸腔中的肠管和大网膜慢慢还纳入腹腔。将 1mm 厚的 10cm×15cm 的 Gore-Tex 补片进行修整以匹配缺损，然后用 1 号聚丙烯缝线将其缝合在膈肌缺损边缘。常规关闭胸腔，置入 1 根胸腔引流管。

患者于术后第 3 天出院，给予正常饮食和适当的口服药物后，活动状态良好，口服止痛药后疼痛症状得到控制。4 个月后随访时，患者一般情况良好，无呼吸急促症状，否认疼痛，饮食可，活动正常。X 线检查结果显示膈肌右侧轻度升高，其他情况不明显（图 12.3）。

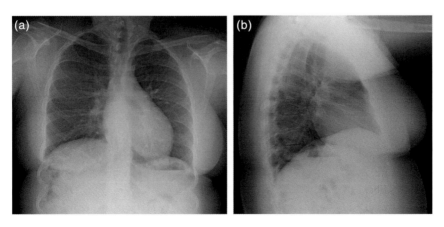

图 12.3　膈肌修复 4 个月后胸部 X 线检查图片：（a）正位；（b）侧位

讨　论

肝切除术后发生的医源性膈疝非常罕见，有两项研究结果显示，其发生率分别为 1% 和 2.3%[3-4]。尽管如此，肝切除术后发生膈疝仍然被认为是一种潜在的严重并发症，大部分发生于膈肌右侧，且体积较小。多数患者在术后几个月至几年内未出现症状。当出现症状时，大多数患者表现为呼吸窘迫、腹痛或肠梗阻症状[3]。

既往的报道表明，肝切除术中肿瘤较大和膈肌切除是膈疝的主要危险因素。肝切除术后发生膈疝的患者，其肿瘤平均大小为 9.2cm，与本文报道的患者相似[3]。肿瘤较大似乎是膈疝的一个危险因素，多种因素（如肿瘤牵拉膈肌）可导致肝脏游离过程中膈肌变薄或大范围地切开膈肌。膈疝的发生也可以归因于电钩的使用，因为将肝脏从膈肌分离过程中电钩的不当使用可增加膈肌损伤和血运不佳的风险[4]。所有手术引起的膈肌损伤几乎都能在手术中发现，并由外科医生修复，有些膈肌损伤可能会被忽略，并最终导致并发症。手术造成的小膈肌损伤可能因为膈肌不能愈合加重，也可能由于腹腔内压力的增加导致严重的膈疝[5]。

手术切除良性腺瘤后两年余，该患者出现呼吸急促和腹泻症状。肝切除术中该患者未进行膈肌切除术或膈肌修补术，术后 2 个月时扫描结果也未提示任何膈疝征象。膈疝发展缓慢可能是由多种因素造成的。按照胸部 X 线检查结果提示，进一步行 CT 检查后发现，患者有较大的膈疝，右肺几乎完全不张。该病例是目前已报道的在肝肿瘤切除术后发生的最大膈疝之一。因此，膈疝是肝切除术后数月至数年出现的严重不良反应，其严重程度因人而异，正如本例患者，应行紧急修复，以防止出现可能危及生命的并发症。

（胡冬鑫　译，刘颖　审）

参考文献

[1] Yagmur Y, Yiğit E, Babur M, et al. Bochdalek hernia: A rare case report of adult age. Ann Med Surg, 2016, 5:72-75.

[2] Crandall M, Popowich D, Shapiro M, et al. Posttraumatic hernias: Historical overview and review of the literature. Amer Surg, 2007, 73(9):845-850.

[3] Tabrizian P, Jibara G, Shrager B, et al. Diaphragmatic hernia after hepatic resection: Case series at a single western institution. J Gastrointest Surg, 2012, 16(10):1910-1914. doi:10.1007/s11605-012-1982-7.

[4]   Esposito F, Lim C, Salloum C, et al. Diaphragmatic hernia following liver resection: Case series and review of the literature. Ann Hepato-Biliary-Pancreat Surg, 2017, 21(3):114-121. doi:10.14701/ahbps.2017.21.3.114.

[5]   Elikplim NY, Mustapha O, Zahra LF, et al. Diaphragmatic hernia following a liver resection: A rare cause of bowel obstruction. Int J Case Rep Imag, 2018, 9. Article ID 100915Z01NE2018.x

病例 **13**

右侧膈疝修补术后肝功能恢复

Christian Renz, Wickii T. Vigneswaran

 关键词

- 病例报告
- 膈疝
- 肝硬化
- 疝修补术

引 言

膈疝分为两种类型，包括后天性和先天性。后天性膈疝通常继发于创伤性事件。膈肌损伤可能在初始评估中被遗漏，随着膈肌缺损的恶化，可于后期发现。膈疝通常位于左侧，肝脏位于右侧在一定程度上防止了右侧膈疝的进展[1]。

胸部 X 线检查结果显示腹部内容物疝入胸部，修复后可预防并发症的发生。CT 检查有助于评估膈肌缺损的范围、疝囊的内容物及其他并发症[2]。

目前，膈疝可通过经腹、腹腔镜或胸腔镜手术进行修复[3]。当周围膈肌组织几乎没有破坏时，不应首先考虑使用补片进行一期修复。当存在过多的组织缺失或过大的膈肌缺损时，应当考虑使用不可吸收的人工补片[4]。

病例汇报

患者男性，53 岁，因干咳、喘息和进行性呼吸急促加重于初级保健医生处就诊。就诊初期患者感觉症状改善，随后因出现发热、寒战、排痰性咳嗽以及咳嗽时胸部紧束感再次就诊。临床体格检查结果提示，患者无发热，脉搏 97/min，室内空气下血氧饱和度为 96%，体重指数（Body mass index，BMI）为 31.7kg/m²。胸部 X 线检查结果提示右侧膈肌升高（图 13.1）。CT 检查结果显示，右侧膈肌有较大缺损，整个肝脏、部分右结肠和部分远端胃延伸至胸部，纵隔向左移位（图 13.2）；肝脏呈结节状，倾向于轻度或早期肝硬化；脾脏扩大，倾向于门静脉高压症。既往病史包括脐疝修补术及机动车事故外伤史。患者有吸烟史，每年约 35 包，一般周末时饮啤酒 8 瓶，工作日时饮酒少许。将患者转入胸外科行膈疝评估和治疗。

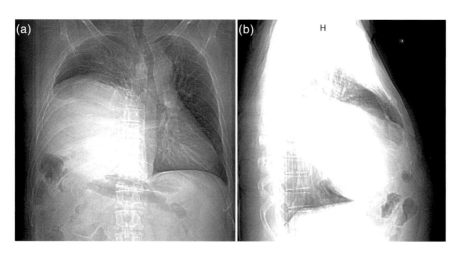

图 13.1　术前胸部 X 线检查图片

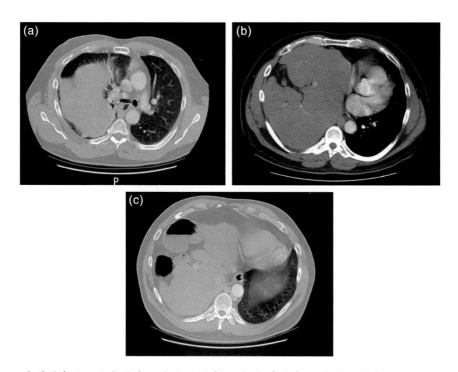

图 13.2　术前胸部 CT 检查图片：（a）上胸部；（b）中胸部；（c）下胸部

在首次就诊时，患者的体征不显著，无腹部压痛或膨隆，但是右侧胸腔通气量减少，回顾胸部 X 线和 CT 检查结果可证实。建议该患者进行选择性修复，并在手术前戒烟。因为患者已经多年未接受随访，所以需要再次进行检查以排除肝硬化。血液化验结果显示，谷丙转氨酶（glutamic-pyruvic transaminase，ALT）为 355U/L，谷草转氨酶（glutamic-oxaloacetic transaminase，AST）为 368U/L，碱性磷酸酶为 84U/L，总胆红素为 0.028g/L。

初次就诊后 1 个月，对患者行右侧开胸手术。术中探查提示，肝脏出现肝硬化并沿轴旋转，胸腔右侧有大量小肠和横结肠，膈肌缺损为 10cm×15cm。确定膈肌缺损的边缘，向后方轻微扩大缺损，将疝出的组织还纳入腹腔内。由于缺损较大，用一个 20cm×15cm 的 Gore-Tex 补片将肝穹隆封堵在腹腔内，用 1 号聚丙烯缝线将补片间断和连续缝合至缺损边缘。对肺进行部分胸膜剥脱，楔形切除右肺中叶处一结节。经过病理学检查结果证实，此结节为良性瘢痕。手术结束时，在后纵隔处放置 1 根胸管，关闭胸腔。

术后第 4 天，患者手术切口发红，有脓性引流物，根据临床经验给予抗生素治疗，培养物中可检测出米勒链球菌（streptococcus milleri）。患者接受保守治疗，持续应用抗生素和伤口负压治疗辅助伤口愈合，但因效果不佳再次进入手术室进行探查和清创。探查时可见感染仅限于胸部切口浅层。清创后置入两根 Jackson-Pratt 引流管，辅以适当的抗感染处理后再次关闭切口。患者在随后的住院过程中未再发生并发症，伤口愈合后出院。出院时肝功能检查结果显示，ALT 为 11U/L，AST 为 21U/L，碱性磷酸酶为 95U/L，总胆红素为 0.005g/L。在 6 个月的随访中，患者未出现任何异常症状，胸部 X 线检查结果显示膈肌轻度升高，膈疝复发，双肺复张良好（图 13.3）。

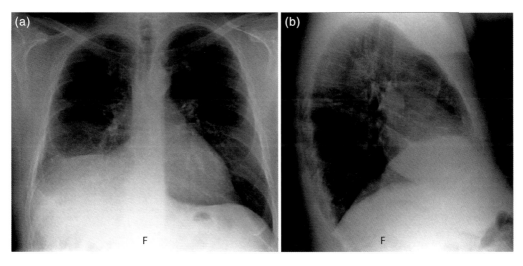

图 13.3　术后 6 个月胸部 X 线检查图片

讨 论

本病例为右侧膈肌缺损，伴有全肝和部分右结肠疝，其发病原因可能有多种。右侧膈疝相当罕见，因为肝脏占据了右侧膈肌下方的大部分空间[1]。本例患者因右侧膈肌缺损导致肝脏完全疝入胸腔，其病因尚不清楚，既往的交通事故可能是疾病发生的原因。疝的无张力修补是成功修补的必要条件。当存在重大缺损时，应使用修复材料对缺损进行修复。对于修复的理想材料，目前尚存在争议，应考虑成本和人体匹配性等多种因素。如果存在感染，应考虑修复材料的选择，例如同种移植物或类似物。回顾本病例资料，我们怀疑患者的近期感染发生在胸膜腔，可能需要进行胸膜剥脱及右肺中叶楔形切除术。幸运的是，患者的伤口感染仅累及浅层，通过浅层清创和负压吸引可以有效控制，如果累及深层，则有必要去除修复材料。

肝脏通过膈肌缺损完全疝入胸腔非常罕见。在后天性疝发生时，肝脏绕轴旋转，如本例患者。轴向旋转可导致血管结构扭曲，从而影响动脉血供或静脉回流，术前CT 检查结果的一些特征（如肝脏结节和脾脏肿大）提示本例患者可能存在此种情况。CT 检查中肝结节的表现在手术中得到证实，就诊期间患者血液检查结果显示肝功能有所下降。起初，我们并不确定肝硬化和肝脏功能紊乱是由过度饮酒还是肝脏旋转所致。患者肝功能在手术后恢复正常，这表明肝功能紊乱与肝脏疝入胸腔有关，但是并不能完全排除饮酒的影响。在短期随访期间，患者的肝功能保持正常，故肝功能异常更倾向于由肝脏疝入胸腔引起。

（任万刚 译，刘颖 审）

参考文献

[1] Feliciano DV, Cruse PA, Mattox KL, et al. Delayed diagnosis of injuries to the diaphragm after penetrating wounds. J Trauma, 1988, 28(8):1135-1144. doi:10.1097/00005373-198808000-00005.

[2] Testini M, Girardi A, Isernia RM, et al. Emergency surgery due to diaphragmatic hernia: Case series and review. World J Emerg Surg, 2017, 12:23.

[3] Takaichi S, Takahashi T, Funaki S, et al. Laparoscopic repair of an incarcerated diaphragmatic hernia after right hepatectomy for hepatic injury: A case report. Surg Case Rep, 2018, 4(1):135. doi:10.1186/s40792-018-0542-0.

[4] Edington HD, Evans S, Sindelar WF. Reconstruction of a functional hemidiaphragm with use of omentum and latissismus dorsi flaps. Surgery, 1989, 105(3):442-445.

迟发的创伤后膈疝

Adrian E. Rodrigues, Wickii T. Vigneswaran

 关键词

- 膈疝
- 膈肌破裂
- 钝性伤
- 内脏疝
- 内脏复位

引 言

　　膈疝并不是一类新的疾病,相关知识已经广为人知。膈疝分为先天性和后天性,先天性膈疝是由于腰肋三角(Bochdalek 裂隙)缺陷或胸肋三角(Morgagni 裂隙)缺陷所致。先天性膈膨升与膈疝不同,仅仅是肌纤维发育异常所致的膈肌抬高[1]。如果膈肌生长发育过程中出现缺陷,缺陷周围因缺少肌纤维而薄弱,并且与正常膈肌间呈现平滑的边界,腹腔脏器可经此区域疝入胸腔导致先天性膈疝[2]。后天性膈疝分为医源性和创伤性,创伤性膈疝又细分为穿透性外伤或钝性外伤两类亚型。尽管理论知识如此详尽,但是钝性外伤在急性期所致的膈肌破裂还是往往容易被忽略,这一点非常令人恼火。更有甚者,急性膈肌损伤一旦出现,可能会慢慢进展为膈疝,病程更为迟发、隐匿。病情进展过程中腹腔脏器慢慢向上膨出、移位,临床症状隐匿,该临床进展过程受多方面因素的影响。毫无疑问,这些因素中包括了胸腔和腹腔相反的生理作用,在健康状况下,正是靠膈肌来分离胸腔和腹腔的[3]。

钝性伤可能导致膈肌出现不同程度的撕裂，撕裂处呈现锯齿样边界且伴有炎症，可能诱发临床症状[4]。然而，并非所有的钝性伤会在急性期导致膈疝或表现出临床症状。因此，这种膈疝容易漏诊、误诊，甚至有可能隐匿数月后才被诊断[5-7]。

有研究发现，迟发、隐匿的膈疝更有可能导致内脏绞窄、嵌顿，结合流行病学知识进行充分的临床检查有助于及时诊断。大多数后天性膈疝由机动车事故后的外伤引起[7]。约 5% 的胸腹部钝性伤可发展为膈疝，其中 80% 发生在左侧，13% 发生在右侧，男性患者中更为常见，较常见的疝内容物依次为大网膜、胃、结肠、脾脏[8]。如果尚未进展为膈疝且症状不典型，即使在 CT 检查的辅助下也难以确诊。此时应谨慎评估患侧膈肌有无抬高、双侧膈肌轮廓是否对称，如果可行，建议在透视下观察膈肌随呼吸的运动，这些均有助于临床医生的诊断。

病例汇报

患者男性，40 岁，机动车交通事故伤员，不确定受伤时是否正确佩戴安全带。事故发生时，患者正驾驶汽车在十字路口停车等待信号灯，另一辆汽车以未知的车速从后面与其发生碰撞。由于患者的汽车安全气囊发生故障，所以其腹侧胸腹部撞上方向盘，随后被送到急诊室。

在急诊室观察期间，患者病情基本稳定，生命体征均正常。无特殊既往史，有适度跑步运动史，偶尔饮酒，吸烟史 5 年，每天约 20 支。除了胸腹部撞击到方向盘所致的瘀斑外，体格检查时未发现任何其他阳性体征。胸部 X 线检查结果仅提示左侧少量胸腔积液，未做特殊处理。患者于当天出院，并建议不适时于肺科门诊随诊复查。

两个月后，患者再次到肺科就诊，临床表现为活动后气短，无法耐受长时间跑步，伴有左侧胸闷，餐后吞咽困难、烧心、胃胀、嗳气。大便正常，否认发热、寒战、头晕、心悸等症状。测量生命体征，血压 140/76mmHg，脉率 70/min，呼吸频率 16/min。体重指数为 28kg/m²。患者接受胸部 X 线检查和 CT 检查，结果提示左侧巨大膈疝（图 14.1a~d），因此将患者转诊至胸外科进行手术评估。

胸外科医生接诊并评估后，建议行手术治疗。患者同意手术方案并很快进行手术治疗。

进入手术室后，患者取头高右侧卧位，准备行经胸机器人手术。置入机器人摄像头，探查可见大肠、小肠、大量大网膜以及部分肝左叶疝入胸膜腔，疝内容物向上膨出至心底部。充入二氧化碳以建立人工气胸，尝试复位内脏但是未能成功。由于胸膜腔内空间不足，无法保证机器人器械的安全操作，因此将机器人手术中转为保留肌肉的低位侧开胸手术。

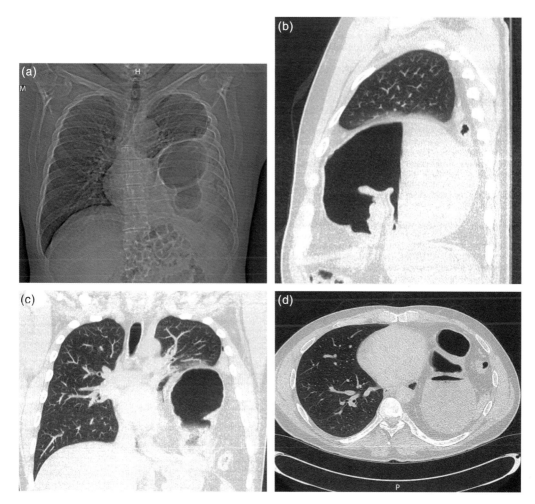

图 14.1　胸部 X 线检查和 CT 检查结果提示巨大的左侧膈疝

　　进入胸腔探查，可见左肺正常，疝内容物与疝环膈肌破裂处呈弥漫性粘连。术中全程应用电凝及钝性分离彻底松解粘连并辨识疝环处破裂膈肌的边界。最终确认膈肌破裂口长约 20cm，破裂边缘处组织血供尚可，但是大量的疝内容物被嵌顿在疝环处，难以还纳复位。因此，术中将膈肌破裂口处侧切并延展约 3cm 以解除疝环处嵌顿，然后充分松解疝内容物与疝环间粘连，完全游离膈肌撕裂口。

　　随后彻底还纳和复位疝出的腹腔脏器，可见肝膈韧带附着在膈肌破裂口的两端，遂将肝膈韧带分离，并将肝左叶从膈下移开，这为后续缝合膈肌提供了空间。成功复位疝内容物后，缝闭膈肌撕裂处疝环。

　　关闭胸腔前，于切口周围注射布比卡因以减轻术后疼痛，留置后纵隔引流胸管 1 根。关闭胸腔后，将患者转至重症监护病房。术后患者恢复顺利，数天后病情稳定，顺利出院。

　　术后随访，胸部 X 线检查结果提示左侧少量胸腔积液，给予保守处理。后续复查时结果提示积液减少（图 14.2a~b）。随访 2 个月后，将患者转诊至肺科进行后续治疗。

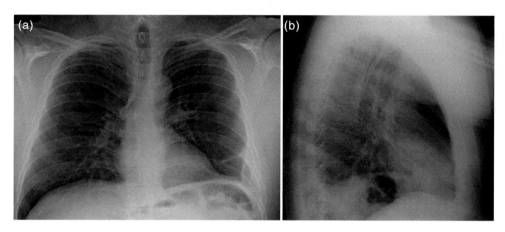

图 14.2　术后胸部 X 线检查图片

讨　论

　　膈疝的手术治疗存在多种不同的路径，包括经胸入路、经腹入路和经胸腹联合入路，上腹正中切口是最常用的入路[9]。术中处理疝环即膈肌破裂处时，多数用丝线直接缝合，如果疝囊复位不完全难以直接缝补，可考虑使用 Gore-Tex 补片。此案例中，我们起初尝试经胸机器人手术，但是探查时发现左肺塌陷，疝囊占据大部分胸膜腔，虽然尝试充入二氧化碳建立人工气胸以争取更多操作空间，但是最终未能成功，因此中转为开胸手术。

　　此案例从机动车交通事故发生到明确膈疝诊断共历时 2 个月，疝囊上移的起始时间未可知。幸运的是，本患者伤后随访复查及时，然而并非所有病例皆如此，有些病例在手术探查时仅可见膈肌破裂而无膈疝形成。这就引出了一个疑问，为什么仅某些膈肌破裂导致膈疝呢？临床转归所能回答的问题远远不及其所带来的问题。膈疝的出现与胸腹腔正负压的相反作用必定是相关的。腹腔内正压随着进食、体位、肠蠕动、可能存在的合并症的变化而变化，而胸腔内负压则随着呼吸而变化[2]。一旦存在膈肌缺损，则胸腹腔之间的屏障功能缺失，这将引发腹腔脏器向头侧病理性移位，进而导致膈疝，但是病理生理征象的存在并非一定伴随临床症状，这其中更为复杂。

　　膈肌的感觉神经支配并不可靠，某些钝性伤所致膈肌破裂会引起隐痛不适，而某些病例则往往不伴有疼痛。就像不引起内脏疼痛一样，有些膈肌破裂也极少影响呼吸，患者的呼吸频率、血氧饱和度从表面上并未显示任何异常。甚至在有些迟发、缓慢进展的膈疝患者中，心胸和胃肠道生理机制逐步适应新的病理环境，这进一步掩盖了主观症状的表现。本章中所描述的病例出现了上述所有症状和体征，最明显的体征是左肺受压萎陷，将疝囊复位后左肺通气、换气恢复良好。

这种症状隐匿的现象可能源自进化适应机制。一旦这种机制不复存在，则疼痛、严重的炎症反应及膈肌运动障碍会导致患者呼吸困难，同样胃肠道和心胸的内环境也将出现紊乱。进化适应机制可在应激状态下延长生存，但是却使得诊断这类疾病更加困难，因此我们的临床知识似乎与进化适应机制形成了一个悖论。如果没有进化适应机制，我们将无法在膈肌破裂后存活，但是如果脱离了现代医学，我们将无法对破裂的膈肌进行修补。因此，二者相辅相成，缺一不可。

（冯振　译，刘颖　审）

参考文献

[1]　Kansal AP, Chopra V, Chahal AS, et al. Right-sided diaphragmatic eventration: A rare entity. Lung India, 2009, 26(2):48-50. doi:10.4103/0970-2113.48898.

[2]　Mirensky TL, Warner BW. Congenital diaphragmatic hernia masquerading as traumatic diaphragm rupture. J Pediatr, 2014, 165(6):1269.e1. doi:10.1016/j.jpeds.2014.08.026.

[3]　Hanna W, Ferri L. Acute traumatic diaphragmatic injury. Thorac Surg Clin, 2009, 19(4):485-489. doi:10.1016/j.thorsurg.2009.07.008.

[4]　Ouazzani A, Guerin E, Capelluto E, et al. A laparoscopic approach to left diaphragmatic rupture after blunt trauma. Acta Chir Belg, 2009, 109(2):228-231.

[5]　Corbellini C. Diaphragmatic rupture: A single-institution experience and review of the literature. Turkish J Trauma Emerg Surg, 2017. doi:10.5505/tjtes.2017.78027.

[6]　Asakage N. Delayed left traumatic diaphragmatic hernia repaired by laparoscopic surgery. Asian J Endosc Surg, 2011, 4(4):192-195. doi:10.1111/j.1758-5910.2011.00101.x.

[7]　Adegboye VO, Ladipo JK, Adebo OA, et al. Diaphragmatic injuries. Afr J Med Sci, 2002, 31(2):149-153.

[8]　Kumar A, Bagaria D, Ratan A, et al. Missed diaphragmatic injury after blunt trauma presenting with colonic strangulation: A rare scenario. BMJ Case Rep, 2017, 2017:bcr-2017-221220. doi:10.1136/bcr-2017-221220.

[9]　Gwely NN. Outcome of blunt diaphragmatic rupture. Analysis of 44 Cases. Asian Cardiovasc Thorac Ann, 2010,18(3):240-243. doi:10.1177/0218492310368740.

病例 15

后纵隔巨大神经节细胞瘤的切除

Taylor Jaraczewski, Wickii T. Vigneswaran

关键词

- 神经节细胞瘤
- 纵隔肿块
- 机器人手术切除

引 言

神经节细胞瘤来自交感神经链的节细胞，表现为高分化的实体肿瘤[1]。其临床表现呈多样性，可能无任何自觉症状，也可能表现为非特异性的肿块占位效应，较为罕见的表现为由激素分泌引起的自主神经功能障碍。神经节细胞瘤通常是良性的，可以通过手术完全切除。本章中我们报道 1 例无症状女性患者，其因一过性吞咽困难就诊而检出巨大神经节细胞瘤，先行机器人辅助腔镜手术探查，随后行中转开胸手术对肿物进行完全切除。

病例汇报

患者女性，19 岁，因突发吞咽困难到急诊室就诊，既往无特殊病史，两周前有过一次短途旅游。否认既往吞咽困难、胸痛、呼吸困难、手臂疼痛、活动受限、上肢麻木等病史。急诊胸部 X 线检查结果提示右上肺肿物。CT 检查结果提示大小约 9.6cm × 10.8cm × 9.6cm 类圆形纵隔肿物（图 15.1）。MRI 检查结果提示 T1~T3 右侧椎间孔受累，T1~T5 右侧硬脊膜可能受累，推测相应神经根受累（图 15.2）。进一步阅片可见肿物部分包绕上腔静脉。行 CT 引导下细针穿刺活检，病理检查结果提示为神经节细胞瘤。实验室检测结果中未发现尿液中去甲肾上腺素或甲氧基肾上腺素升高，排除了儿茶酚胺功能性神经节细胞瘤或嗜铬细胞瘤的可能性。对患者行神经外科和胸外科的同期序贯手术治疗。先由神经外科医生行后入路手术，包括右侧 T1~T2 半椎板切除、T3 上半椎板次全切除、右侧 T1~T2 和 T2~T3 全关节面切除以及右侧 T2 经椎弓根硬膜外肿瘤切除。然后，在监测 T1~T2 神经根功能的同时，由胸外科医生行右侧机器人辅助胸腔镜下纵隔肿瘤胸腔部分的游离，其后行中转开胸手术进行完全切除。患者手术顺利，术后无并发症，术后第 5 天带胸管出院。胸管未拔的原因在于引流液稍多，1 周后随访，胸部 X 线检查结果未见胸腔内明显异常，遂拔除胸管。患者合并右上眼睑轻微下垂，随访 1 个月时发现症状明显缓解。

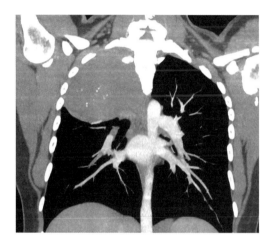

图 15.1　胸部 CT 检查图片

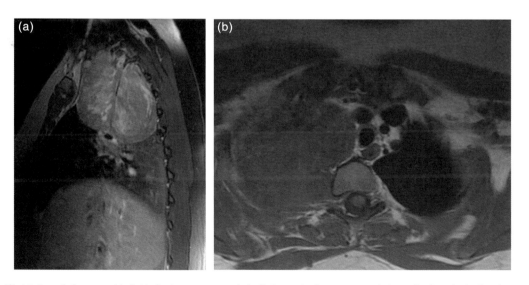

图 15.2　胸部 MRI 检查结果显示 T1~T3 右侧椎间孔受累，T1~T5 右侧硬脊膜可能受累，提示相应神经根受累

讨 论

后纵隔肿瘤中约 75% 为神经源性肿瘤[2]，包括神经母细胞瘤、节细胞神经母细胞瘤、神经节细胞瘤、神经鞘瘤、神经纤维瘤、神经纤维肉瘤、副神经节瘤等。神经节细胞瘤是青少年中最常见的后纵隔肿瘤[2]。通常认为，神经节细胞瘤是自然发病，曾有病例报道指出神经母细胞瘤接受化学治疗后转化为神经节细胞瘤[3]。这些研究表明，神经母细胞瘤分化可能是某些神经节细胞瘤发病的病因。另有研究报道指出，Ⅱ型神经纤维瘤或Ⅱ型多发神经内分泌肿瘤可能与神经节细胞瘤的发病相关[4]。神经节细胞瘤与神经母细胞瘤不同，通常发病更晚（79 月龄 vs. 16 月龄）、生长更慢。神经节细胞瘤也与其他神经源性肿瘤不同，镜下可见主要由成熟和高分化的节细胞、神经突触、施万细胞、神经周围细胞等组成，大体标本则表现为被纤维囊包裹的轮廓清晰且大而均质的白色肿块[2]。后纵隔是其最常见的发病部位，其次是腹膜后间隙，也可见于颈部、肾上腺、骨盆。后纵隔神经节细胞瘤常常延伸入脊髓生长，例如本章中报道的病例，其临床特点亦十分显著。患者的发病年龄为 19 岁，比平均发病年龄晚一些，考虑到肿瘤体积较大，因此估计肿瘤在患者体内已生长数年。

神经节细胞瘤通常偶发，无症状。Geoerger 等人对其常见症状进行调查，发现多数腹部神经节细胞瘤患者存在下述非特异性症状，如腹痛、呕吐、胃肠炎、发热、体重减轻和便秘。而胸部神经节细胞瘤与非特异性占位效应相关，如咳嗽、支气管炎、肺炎、胸痛和胃炎。部分激素分泌型肿瘤或压迫腰骶丛自主神经纤维者则表现为自主神经官能症，如多汗、高血压和腹泻。另有研究报道指出，某些功能性神经节细胞瘤可分泌血管活性肠肽、生长抑素和神经肽 Y[4]。我们根据本例患者的实验室检测结果排除了功能性肿瘤的诊断，然而外科医生必须明确，功能性神经节细胞瘤在切除过程中有可能出现胆碱能危象。

神经节细胞瘤的典型影像学特征表现为沿纵轴生长、边界清晰的椎旁沟病变[5]。CT 检查图像往往提示肿瘤内部密度均匀，节细胞占比更高者可能会有轻微强化。约 20% 的神经节细胞瘤可以表现为斑点样的钙化。MRI 检查图像上，神经节细胞瘤信号均匀，呈 T1 加权序列低信号、T2 加权序列高信号，偶尔表现为螺纹样混杂信号。总体而言，通过影像学资料尚无法确诊神经节细胞瘤，通常需要进行活检和手术切除后病理检查才能最终确诊。

对于神经节细胞瘤的治疗，应首选手术切除，并且治疗有效。虽然无须急诊切除，但是限期、及时切除肿瘤可以减轻疼痛、解除压迫。此外，由于肿瘤经常延伸至邻近区域，恰如本例患者的肿瘤延伸至椎间孔内，因此为确保手术的成功和安全，有必要开展相关专业的联合手术。

综上所述，我们报道了 1 例右后纵隔神经节细胞瘤女性患者，肿瘤突向胸腔并延伸至 T1~T3 硬膜外腔内生长，对患者行后入路减压、机器人胸腔探查和游离以及开胸手术完全切除肿块。由于神经节细胞瘤的临床表现和生物学行为存在较大异质性，面临非特异性症状和偶然经影像检查检出病变时，鉴别诊断更显得至关重要。明确这一类肿瘤的诊疗原则更是确保手术时成功切除肿块的关键。

（冯振　译，刘颖　审）

参考文献

[1]　Decarolis B, Simon T, Krug B, et al. Treatment and outcome of ganglioneuroma and ganglioneuroblastoma intermixed. BMC Cancer, 2016, 16:542.

[2]　Kizildag B, Alar T, Karatag O, et al. A case of posterior mediastinal ganglioneuroma: The importance of preoperative multiplanar radiological imaging. Balkan Med J, 2013, 30:126-128.

[3]　Geoerger B, Hero B, Harms D, et al. Metabolic activity and clinical features of primary ganglioneuromas. Cancer, 2001, 91:1905-1913.

[4]　Ingale S, Goyal P, Mohaniya P, et al. Ganglioneuroma: A rare neural crest tumor. J Evol Med Dent Sci, 2015, 4:15379-15381.

[5]　Pavlus JD, Carter BW, Tolley MD, et al. Imaging of thoracic neurogenic tumors. AJR Am J Roentgenol, 2016, 207:552-561.

病例 16

特殊膈神经鞘瘤 1 例

Lambros Tsonis, Anita Ong, Wickii T. Vigneswaran

关键词

- 神经鞘瘤
- 纵隔肿物
- 膈神经

引 言

纵隔神经肿瘤在后纵隔中相对常见，但是很少出现在纵隔内的其他部位[1-2]。神经鞘瘤起源于神经鞘的施万细胞，可能影响交感神经或副交感神经链、肋间神经或脊神经节。神经鞘瘤通常位于后纵隔，位于中纵隔或起源于膈神经的情况非常罕见。神经鞘瘤占纵隔肿瘤的 0.5%~7%[3]，其发生通常与神经纤维瘤有关，并且以男性居多。

病例汇报

患者女性，40 岁，既往有糖尿病和高胆固醇血症病史，最初临床症状表现为咳嗽、鼻窦充血和鼻炎（持续约 1 个月）。当症状持续 1 周时，患者就诊于初级保健医生处，并进行抗生素治疗和胸部 X 线检查（图 16.1）。胸部 X 线检查结果显示有肿块，随后进行胸部 CT 检查（图 16.2）。除间歇性左肩疼痛处，患者症状在进行抗生素治疗后基本完全消失。

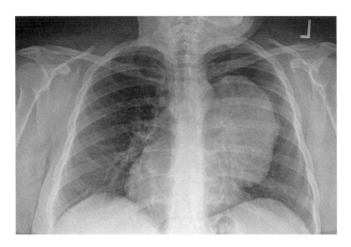

图 16.1　术前胸部 X 线检查图片

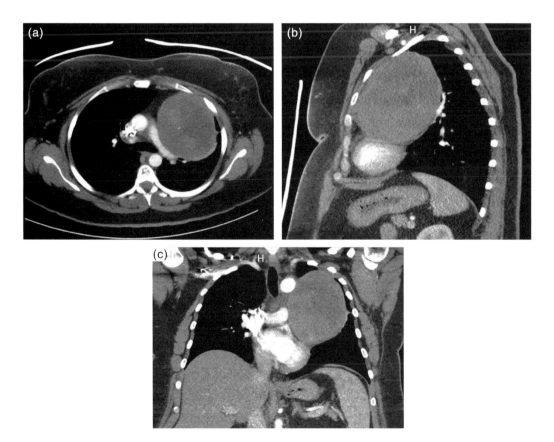

图 16.2　术前 CT 检查肿瘤视图：（a）水平位；（b）矢状位；（c）冠状位

　　对患者行体格检查时未见明显异常，甲胎蛋白（alpha-fetoprotein，AFP）、癌胚抗原（carcinoembryonic antigen，CEA）和乳酸脱氢酶（lactate dehydrogenase，LDH）等化验检查结果未见升高。PET-CT 检查结果提示最大标准化摄取值（standarized uptake value，SUV）为 4.8，随即决定进行手术探查和切除。

对患者全身麻醉后行支气管镜检查，结果显示气道解剖结构正常，无支气管内病变。将患者左侧胸部抬高，消毒、铺巾，在腋窝下做一个切口。进入胸膜腔后，将二氧化碳充入胸膜腔，并在左侧胸骨旁区域的乳房下线、锁骨中线和膈肌上方的腋前线放置穿刺器，将其与达芬奇机器人对接。从心包下方开始向头侧游离并解剖心包脂肪及肿块，可见肿块与上肺静脉紧密相连，肿块侵犯膈肌。由于界限不清，膈神经无法保留，将肿块从心包内侧切开，在确认无名静脉和乳腺血管后继续向上游离。由于肿块体积大、质地硬，很难通过机器人手术暴露肺门，因此我们采用开放式入路进行前外侧开胸手术。在直视下，牵拉肿块，暴露肺门，并将肺动脉和上肺静脉与肿块分开。可见肿块的血管蒂起源于主肺动脉窗区，将其结扎、切断。然后将肿块与剩余的心包分离，通过电凝烧灼和钝性解剖在肿块上方分离膈神经。然后从胸腔取出肿块，仔细止血，放置胸管，逐层关闭胸腔。

肿物大小为 14.8cm×11.3cm×8.6cm，重量为 646g（图 16.3a），其代表性截面如图 16.3b 所示。肿物为梭形细胞肿瘤，具有交替的紧密梭形细胞（Antoni A 区）和松散细胞（Antoni B 区）区域，形成特征性的螺纹，S–100 染色呈阳性，肌动蛋白和结蛋白染色呈阴性；Ki–67 的表达较低（<5%）。病理报告提示，肿物病理特点与膈神经鞘瘤一致。

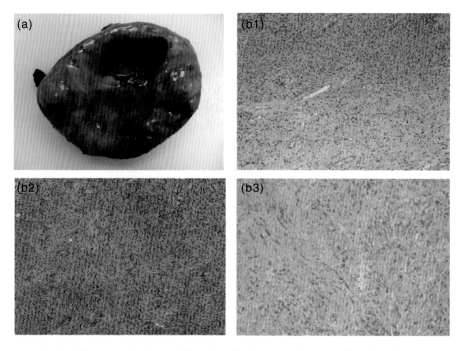

图 16.3 （a）肿瘤整体观；（b）显微镜下显示梭形细胞肿瘤具有交替的紧密梭形细胞（Antoni A）和松散细胞（Antoni B）区域，形成特征性的螺纹，S–100 染色呈阳性，肌动蛋白和结蛋白染色呈阴性，Ki–67 低表达（<5%）

术后拔除气管插管，随即患者出现声音嘶哑，术后第 2 天拔除胸管。患者因声音嘶哑请耳鼻喉科医生会诊，喉镜检查结果提示左侧声带麻痹。注射 Prolaryn 治疗后，患者发声得到改善，于术后第 4 天出院，术后 9 个月未见疾病复发。除左侧膈肌抬高外，胸部 X 线检查结果未见明显异常（图 16.4）。

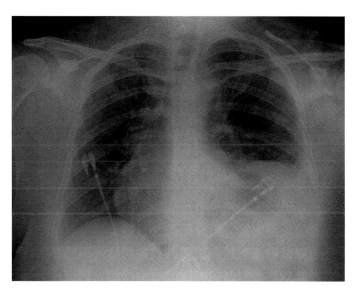

图 16.4　术后胸部 X 线检查结果提示左侧膈肌抬高

讨　论

神经源性肿瘤最常见于后纵隔，神经鞘瘤是神经源性肿瘤中最常见的一种类型。胸部神经鞘瘤不常见，通常起源于肋间神经。中纵隔的神经源性肿瘤很少见，病例数不到 5%，多起源于膈神经、迷走神经或喉返神经[4]。虽然这些肿瘤体积较大，但是患者经常忽略。这些无症状的肿瘤通常是良性的，恶性神经鞘瘤更为罕见。Ribet 等人报道了 194 个胸部肿瘤，仅有 9 个是恶性神经鞘瘤[5]。据文献报道，这些肿瘤在 20~50 岁人群中多发，以女性为主[5]。肿瘤通常为单发，且包膜完整，界限清楚。当肿瘤多发时，通常与神经纤维瘤有关。

神经鞘瘤多数为良性肿瘤，生长缓慢，有恶变的潜力[6]。就诊时患者多数无症状，通常在影像学检查中被偶然发现。当患者出现症状时，肿瘤通常与受累的神经麻痹有关。CT 检查或 MRI 检查结果通常提示肿块，静脉造影时可见明显的囊性区域，PET-CT 检查结果显示不同的摄取水平[7]。在组织学上，神经鞘瘤显示出两种不同模式的混合：Antoni A 和 Antoni B。Antoni A 区域是由梭形细胞组成的高度细胞化区域，而 Antoni B 区域在结缔组织基质中细胞不足。此外，Antoni B 区域容易退化。在免疫组织化学检查方面，神经鞘瘤通常表达为 S-100 强阳性[6]。

虽然多数学者对神经鞘瘤行胸骨切开术或开胸术治疗，但是对于本例患者，由于肿瘤体积较大，很难完整切除，并且无法确保安全地从肺门血管区域将肿瘤完全游离，因此我们选择机器人手术系统来帮助识别解剖结构并游离肿瘤。虽然切除过程中喉返神经受到损伤，但是患者术后恢复顺利，术后第 4 天出院。我们认为，机器人手术技术对切除所有纵隔肿瘤具有重要的益处，神经鞘瘤也不例外。对于肺门区的巨大肿瘤或侵犯周围邻近结构的肿瘤，可能需要联合开胸手术才能完全切除。

（崔力元 译，杨朋 审）

参考文献

[1] Strollo DC, Rosado-de-Christenson ML, Jett JR. Primary mediastinal tumors. Chest, 1997, 112(5):1344-1357.

[2] Reeder LB. Neurogenic tumors of the mediastinum. Semin Thorac Cardiovasc Surg, 2000, 12(4):261-267.

[3] Marchevsky AM. Mediastinal tumors of peripheral nervous system origin. Semin Diagn Pathol, 1999, 16(1):65-78.

[4] Bolanos F, Greene LMA, de León Ballesteros GP, et al. Schwannoma arising from the left phrenic nerve: A rare location. Chest, 2013, 144(4_Meeting Abstracts):92A.

[5] Ribet ME, Cardot GR. Neurogenic tumors of the thorax. Ann Thorac Surg, 1994, 58(4):1091-1095.

[6] Elstner K, Granger E, Wilson S, et al. Schwannoma of the pulmonary artery. Heart Lung Circ, 2013, 22:231-233.

[7] De Waele M, Carp L, Lauwers P, et al. Paravertebral schwannoma with high uptake of fluorodeoxyglucose on positron emission tomography. Acta Chirurgica Belgica, 2005, 105:537-538.

组织胞浆菌病引起的急性重症纵隔并发症

Evgeny V. Arshava, John Keech, Kalpaj R. Parekh

 关键词

- 组织胞浆菌病
- 牵引性食管憩室
- 纵隔炎
- 纵隔肉芽肿
- 肉芽肿性纵隔炎

引 言

　　大部分荚膜组织胞浆菌感染患者无症状，即使在流行地区，该病也无须治疗。组织胞浆菌病引起的急性并发症很少需要外科干预，但是需要及时明确诊断和积极治疗。

病例汇报

　　患者女性，20岁，学生，来自荷兰，平素体健，出现发热、进行性胸痛加重伴呼吸困难数日。患者第2次来到美国中西部地区，此前曾在伊利诺伊州上大学1年。回家后，患者出现消化不良的新症状，胃镜检查（esophagogastroduodenoscopy，EGD）结果提示无异常，未见食管炎或胃炎，活检结果提示幽门螺杆菌阴性。第2次来到美国后，患者消化道症状已缓解。

　　入院时，患者存在心动过速和低血压体征。超声心动图结果显示大量心包积液伴中度右心房塌陷、右心室舒张受限明显（图17.1a）。急诊行心包穿刺术，排出脓性积液 400mL 后，血流动力学指标恢复正常。患者因呼吸衰竭行气管插管，第 2 天复查超声心动图，可见强回声物质残留（图 17.1b）。

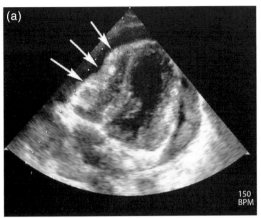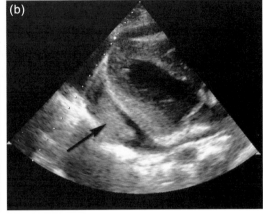

图 17.1　（a）超声心动图结果显示心包填塞、右心室受压（箭头示）；（b）心包穿刺后超声心动图结果显示残留的心包内碎片（箭头示）

CT 检查结果提示纵隔淋巴结肿大，纵隔内多房性积液伴周围边缘强化，最大者可达 4cm（图 17.2）；胸部中段食管壁不规则增厚，局部扩张。经回顾分析，此处食管扩张为之后瘘口的起源。伴有中量心包积液、双侧中量胸腔积液和腹水。

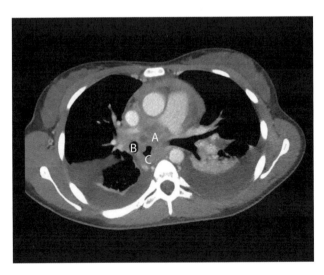

图 17.2　胸部 CT 检查结果显示多房性积液，周围边缘强化（A），环绕中间支气管（B）。胸中段食管壁（C）不规则增厚，局部扩张

对患者行软性 EGD 检查及超声内镜检查（endoscopic ultrasonography，EUS），结果提示食管右侧壁可见小憩室，距门齿 31cm，有脓液流出（图 17.3）。隆突下

可见一肿物，内有多处液性区域。行细针活检可排除恶性肿瘤，病理结果提示坏死性肉芽肿性炎和脓肿。支气管镜检查结果提示未见明显病理异常。

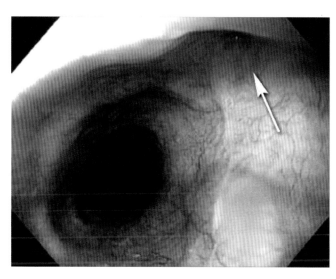

图 17.3　软性胃镜检查结果显示距离门齿 31cm 处食管右外侧壁有小牵引性憩室（箭头示）（图片由 Henning Gerke 博士友情提供）

急诊行右胸胸腔镜探查，由于肺与胸壁广泛粘连，中转为后外侧开胸术。探查时可见纵隔处有一个大的炎性肿块，伴致密纤维性变。术中同时行 EGD 检查和软性支气管镜检查，观察术野中透亮的光点，以确定气管、支气管和食管的位置。切开胸膜壁层和肿块，在两个光点之间进入后纵隔。目前，尚未见文献报道这种操作。

引流食管周围、支气管中间、隆突下方及气管远端的多房性脓肿。纵隔淋巴结呈慢性炎性，行冰冻切片活检后结果提示坏死性肉芽肿伴致密纤维化。在隆突下方的食管中部，一个大淋巴结侵犯牵引性食管憩室。完整切除该淋巴结以切除瘘管，游离食管边缘。由于组织水肿，用 2-0 可吸收缝线全层间断缝合和修补食管，并用胸膜覆盖。

术中更换患者体位，行左胸胸腔镜探查，可见胸腔积液伴纤维素形成，予以充分引流。广泛切开心包，引流积液，清除心包腔中大量的纤维性脓性碎片。在胸膜腔、心包和纵隔处放置引流管以充分引流。

纵隔脓肿培养结果提示咽峡炎链球菌和白色念珠菌阳性。心包积液培养结果提示咽峡炎链球菌阳性。双侧胸腔积液培养结果中未见致病菌生长。

术后病理结果提示坏死性肉芽肿。六胺银染色提示罕见的荚膜组织胞浆菌（图 17.4）。血清学检查结果提示组织胞浆菌（酵母期）高表达，抗体滴度达 1:256（RR<1:8）。血液和尿液中的组织胞浆菌抗原检测结果呈阴性，血液和手术标本的真菌培养结果呈阴性。

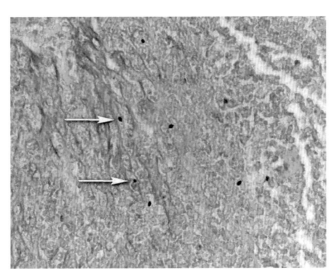

图 17.4　对肉芽肿行六胺银染色，结果提示酵母菌样（箭头示）（图片由 Bradley Ford 友情提供）

术后第 4 天停用升压药，拔除引流管。术后第 7 天行食管造影，结果显示无渗漏，允许患者清流质饮食。胸腔引流管和纵隔引流管引流量较少后，予以拔除。

经口进食 2 周后患者出现吞咽困难，术后第 20 天复查 EGD 检查以排除狭窄，结果提示食管修补处部分未愈合，有一小的瘘口，内镜下无法夹闭。再次禁食，行鼻胃管营养。

患者无全身感染的征象，白细胞计数正常，无发热。术后第 32 天，患者出院，在室内活动，行肠内营养并给予厄他培南和卡泊芬净治疗 6 周，2 周后复查胸部 CT、EGD 检查和食管造影检查，结果显示瘘口已愈合。在随访的 12 个月中，患者在荷兰行 PET 检查，结果显示右上肺叶原发性浸润和纵隔淋巴结病变持续存在，无积液残留。首次手术后超过 12 个月患者临床状态良好，无感染、吞咽困难等症状。

讨　论

荚膜组织胞浆菌是一种双相型真菌，可见于世界各地的土壤中，以北美洲和中美洲较为常见，在美国中西部的密西西比州和俄亥俄河谷地区最为流行。据估计，美国每年可能有 300 万例病例感染[1]。

这种真菌感染肺部后 2 周内，在肺部和纵隔淋巴结形成特异性细胞免疫。在此之前，被感染的巨噬细胞可通过血液循环使感染播散。

组织胞浆菌病的诊断可以通过形态学检查确诊，表现为肉芽肿内淋巴细胞聚集和弥漫性单核细胞浸润。真菌染色时可见呈卵形且处于酵母型的荚膜组织胞浆菌，需要与光滑念珠菌、新型隐球菌和杰氏肺囊虫区分。在多数慢性病例中，组织和支气管肺泡灌洗液培养结果呈阳性，在局部病变或急性起病的患者中阳性率较低。

在 60%~80% 的急性感染病例中，酶免疫分析法（enzyme immunoassay，EIA）可检测尿液、血液或支气管肺泡灌洗液中的组织胞浆菌抗原。在血清学试验中，可通过补体结合试验、免疫扩散分析和酶免疫分析进行抗体检测。抗体通常在感染后的第 2 个月呈阳性，如果在急性期进行测试，则可能呈阴性。另外，在免疫抑制患者中血清学检测结果可能呈假阴性。抗体在感染后数年内保持阳性，因此对监测疾病活动可能没有帮助。

大多数患者感染后无症状，不到 1% 的患者会出现严重症状，通常由免疫功能低下或者接触大量病原体引起。肺组织胞浆菌病可表现为以下几种临床形式。

急性局限性肺组织胞浆菌病感染后 2~4 周可表现为轻微的下呼吸道和全身症状，在数周内可消退，通常按照社区获得性肺炎进行治疗，仅在标准治疗无效后考虑组织胞浆菌病。其影像学典型表现为肺局灶性浸润和纵隔肺门淋巴结病变。多数患者的肺部浸润在 2~4 个月后消失，淋巴结肿大可能持续数年。关于抗真菌治疗对轻度感染病程或影像学异常的影响，目前尚无足够的资料。回顾分析组织胞浆菌病的诊断，通常是由于偶然发现肺钙化灶和纵隔肉芽肿而就诊，钙化的形成需要几个月（儿童）至几年（成人）。在无临床症状的情况下，不建议进行影像学监测。初次感染后，数年内 PET 检查结果可能均表现异常。

急性弥漫性肺组织胞浆菌病可发生在严重暴露于病原体的情况下，可见于严重污染的土壤播散，或处于鸟类或蝙蝠粪便较多的地区。该病以弥漫性网状结节性肺浸润为特征，可进展为呼吸衰竭和肺外播散。

慢性肺组织胞浆菌病可累及原有肺部疾病患者，出现肺纤维化、空洞等体征，临床表现为咳痰、呼吸困难、胸痛和全身感染等症状。鉴别诊断包括结核病、肺曲霉球、非结核分枝杆菌感染和慢性或复发性细菌性肺炎。此疾病通常发生于吸烟者，与恶性肿瘤相似。

纵隔肉芽肿（肉芽肿性纵隔炎）由进行性肉芽肿性炎症、干酪样坏死和急性炎性纵隔淋巴结（纵隔炎）引起。肉芽肿性纵隔炎的其他病因包括结核病、放线菌、曲霉菌和球孢子菌病等。大部分患者没有临床症状，有些淋巴结可以肿大至几厘米。纵隔肉芽肿可影响邻近结构，压迫或侵犯食管、肺血管和支气管[2-3]。淋巴结纤维性粘连可牵拉食管壁，形成小的牵引性憩室。肺结核继发的牵引性憩室在过去很常见，而现在少见。更少见的是支气管食管瘘，可能伴有感染和出血，需要行手术修复[4]。本例患者淋巴结炎症持续存在，最终浸润憩室，继发链球菌感染的纵隔脓肿和心包炎。手术指征非常明确，给予解除梗阻、控制出血、修复瘘管等治疗。手术治疗原则包括：在影像学检查和内镜检查的基础上制订详细的手术计划，仔细解剖炎症间隙，保守处理肺实质，修复食管瘘，并用带血管的组织包埋。

当钙化的淋巴结侵蚀邻近的支气管时会发生支气管结石，表现为慢性咳嗽、喘息和咯血。支气管结石通常通过支气管镜切除，当支气管结石侵蚀肺动脉分支或肺炎反复发作继发大量出血时，可行肺叶切除术。

纤维素性纵隔炎是组织胞浆菌病的早期表现，也是一种罕见的、缓慢的过度纤维化反应，在大多数病例中不会出现，只有少数患者的年龄超过 45 岁。淋巴结附近的致密纤维化可导致包括心脏和大血管在内的纵隔结构的弥漫性嵌顿与扭曲。绝大多数肉芽肿性纵隔炎病例并未发展为纤维素性纵隔炎。纤维素性纵隔炎是一种病态的疾病，比肉芽肿性纵隔炎更难治疗。由于其疗效有限和并发症率较高，一般不鼓励行手术治疗。当血管出现阻塞时，通常置入支架治疗。

使用伊曲康唑行抗真菌治疗适用于症状持续 4 周以上的急性肺部疾病、慢性空洞性肺组织胞浆菌病和有症状的肉芽肿性纵隔炎患者。严重的急性或播散性肺组织胞浆菌病可采用两性霉素 B 脂质体治疗 [5]。抗真菌治疗也适用于免疫缺陷患者或暴露于大量病原体的患者。在使用免疫抑制药物治疗疑似结节病患者之前，必须排除组织胞浆菌病，特别是在流行地区。

（邵光远　译，刘颖　审）

参考文献

[1] Wheat LJ, Azar MM, Bahr NC, et al. Histoplasmosis. Infect Dis Clin North Am, 2016, 30(1):207-227.

[2] Dukes RJ, Strimlan V, Dines DE, et al. Esophageal Involvement with mediastinal granuloma. JAMA, 1976, 236:2313-2315.

[3] Hammoud ZT, Rose AS, Hage CA, et al. Surgical management of pulmonary and mediastinal sequelae of histoplasmosis: A challenging spectrum. Ann Thorac Surg, 2009, 88:399-404.

[4] Ballehaninna UK, Shaw JP, Brichkov I. Traction esophageal diverticulum: A rare cause of gastro-intestinal bleeding. Springerplus, 2012, 1(1):50.

[5] Hage C, Azar M, Bahr N, et al. Histoplasmosis: Up-to-Date evidence-based approach to Diagnosis and Management. Semin Respir Crit Care Med, 2015, 36(5):729-745.

具有婴儿时期放射治疗史的纵隔脂肪肉瘤

James L. Lubawski Jr., Wickii T. Vigneswaran

关键词

- 胸壁肿瘤
- 脂肪肉瘤
- 纵隔肉瘤

引 言

在放射治疗应用初期，这种新技术被尝试作为一种潜在的可治疗多种疾病的方法。不仅仅是癌症，从哮喘到痤疮等各种各样的疾病都是这种革命性新疗法的治疗目标。随着时间的推移，这种治疗对于大多数良性疾病并未显示任何益处。然而，那些经历过放射治疗的患者可能会饱受其影响。当然，我们知道放射治疗会增加罹患甲状腺癌的概率，治疗乳腺癌时放射治疗也会导致胸壁肉瘤[1]。但是，这些罕见、短暂的治疗方法究竟如何呢？它们是否可导致长期的不良后果呢？对于本章中我们报道的这例患者，放射治疗可能产生负面影响。

病例汇报

患者男性，65 岁，无明显既往病史，有 3 个月进行性咳嗽和喘息病史，平躺时症状加剧。社区医生对患者行胸部 X 线检查，结果显示肺门周围有一个巨大的软组织占位。CT 检查结果显示一个巨大的前纵隔占位，长径至少 21cm（图 18.1），以脂肪密度为主。穿刺活检结果显示为分化良好的脂肪肉瘤，建议行手术切除。外科医生会诊时追问病史可知，患者在婴儿时期曾接受胸部放射治疗。当时患者被诊断为胸腺肿大，6 个月龄时接受几次放射治疗，没有辐射量的相关记录信息。除过敏性鼻炎外，患者在其他方面无异常症状。

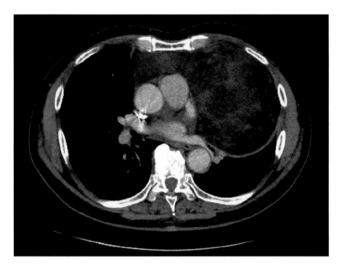

图 18.1　CT 检查结果显示巨大的前纵隔肿块

术前行 PET 检查和胸部 MRI 检查，结果明确肿瘤为局限性，未侵犯附近的骨性结构或邻近大血管。我们对手术方案进行规划，采用经左侧半蛤壳式切口行完整的胸腺切除，清扫双侧膈神经间所有脂肪组织。肿瘤组织未侵犯无名静脉或心包，结构完好无损。左侧纵隔胸膜被肿瘤牵拉，予以切除。肿瘤未经纵隔胸膜侵入左侧或右侧胸膜腔。随后清扫纵隔淋巴结，并彻底切除脂肪，达到神经、血管裸化的效果。术后，患者恢复顺利。

最终病理检查结果报告为 1 度高分化脂肪肉瘤，大小为 26cm×15cm×13cm，质量 2kg。16 个淋巴结为阴性，未见周围脂肪及胸膜浸润。术前存在的肺部症状得到完全缓解，术后第 1 年复查期间未发现复发迹象。

讨　论

对胸腺肿大的婴儿进行放射治疗的做法始于 20 世纪早期。在此期间，人们对婴儿胸腺的正常大小尚无正确认识，认为肿大的胸腺会使婴儿处于胸腺淋巴体质，有窒息风险 [2]。由于这种误解，成千上万的患儿接受了辐射。目前尚不清楚该患者的确切放射治疗剂量，剂量范围为 0.03~10Gy[3]。1950 年，第一篇证实胸腺和扁桃体放射治疗与甲状腺癌 [4] 进展之间有联系的论文被发表。此后数年，这种做法逐渐消失。但是对于这位出生年份为 1953 年的患者而言，放射疗法尚未被完全摒弃。第一次发现放射治疗与恶性肿瘤存在联系后，更多的肿瘤在这一人群中被发现。男性乳腺癌、骨软骨瘤、淋巴瘤、涎腺肿瘤和脑肿瘤都与幼年期的放射治疗有关 [5-7]。

该病例是第 1 例被报告的婴儿时期接受胸腺放射治疗的纵隔脂肪肉瘤病例。纵隔脂肪肉瘤非常罕见，占所有纵隔肿瘤的 0.13%~0.75%。当然，没有更多的病例就无法证实因果关系，并且病史具有启发性。通过对这一人群的研究，我们知道，患癌症（尤其是甲状腺癌）的风险并不会随着时间的推移而消失，而是会持续 50 年以上。对于本例患者以及所有幼年暴露在辐射下的人群，当发现任何症状、肿块或占位病变时，都应该高度怀疑为癌症。鉴于这些儿童中多数接触到的辐射剂量很低，在越来越依赖影像学检查的时代，我们应该认真考虑最年幼和最脆弱患者的辐射剂量。

（许林　译，刘颖　审）

参考文献

[1]　Curtin CT, McHeffy B, Kolarsick AJ. Thyroid and breast cancer following childhood radiation. Cancer, 1977, 40:2911-2913.

[2]　Friedlander A. Status lymphaticus and enlargement of the thymus with report of a case being successfully treated by x-ray. Arch Pediatr, 1907, 24:491-501.

[3]　Adams MJ, Shore RE, Dozier A, et al. Thyroid cancer risk 40+ years after irradiation for an enlarged thymus: An update of the Hempelmann cohort. Radiat Res, 2010, 174(6):753-762.

[4]　Duffy BJ, Fitzgerald PJ. Cancer of the thyroid in children. A report of 28 cases. J Clin Endocriol Metab, 1950, 10:1296-1308.

[5]　Janower M, Niettinen O. Neoplasms after childhood irradiation of the thymus gland. JAMA, 1971, 215:753-756.

[6]　Hempelmann LH, Pifer JW, Burke GJ, et al. Neoplasms in persons treated with x-rays in infancy for thymic enlargement. A report of the third follow up study. J Natl Cancer Inst, 1967, 38:317-341.

[7]　Modan B, Baidatz D, Mart H, et al. Radiation induced head and neck tumors. Lancet, 1974, 303:277-279.

降主动脉假性动脉瘤表现为胸腔胃嵌顿

Wickii T. Vigneswaran

关键词

- 食管穿孔
- 胸腔胃
- 主动脉假性动脉瘤
- 胸主动脉腔内修复术

引 言

　　食管旁疝的症状通常较少或没有，患病若干年后影像学检查时表现异常或出现症状后才被确诊。其症状由胸腔胃的机械作用导致，潜在的并发症包括出血、嵌顿、穿孔和绞窄。常见症状主要由梗阻引起，如进食后疼痛、呕吐和吞咽困难。同样，主动脉瘤也可以持续数年无临床症状，直到影像学检查中偶然发现，或因破裂引发症状时才被诊断。这两种情况常见于有其他合并症的老年患者，因此诊断和治疗这两种罕见并可能致命的疾病极具挑战性，通常需要先进的检查技术。

病例汇报

　　患者女性，91岁，因呕吐伴进食困难4d从外院转诊入院。两月前，患者因腺癌行结肠切除术，术后恢复良好。在此之前，患者独立生活，能够自理。入院时在院外已行胸部X线检查和CT检查，结果显示胃食管连接处存在胃梗阻，后纵隔积气、积液（图19.1）。诊断时考虑为胸腔内胃穿孔，转诊拟行手术治疗。患者在外院入院后，曾接受广谱抗生素万古霉素和哌拉西林钠静脉输液治疗，并留置鼻胃管，未行口服造影剂检查。根据以往的医疗记录，患者曾被怀疑患有食管裂孔疝，既往有冠状动脉疾病史，曾行冠状动脉支架植入术。日常使用的药物包括美托洛尔、阿托伐他汀、阿司匹林（81mg）、呋塞米、喹硫平和聚乙二醇。

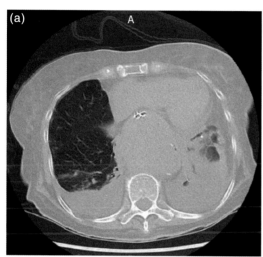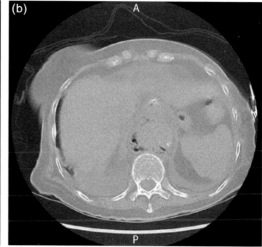

图 19.1　CT 检查结果显示后纵隔肿物伴双侧胸腔积液和纵隔积气

患者入院时已出现危急症状，体温 37.2℃（98.9℉），血氧饱和度（SpO$_2$）94%，脉搏 93/min，房颤心律，血压 125/91mmHg。腹部检查结果无明显异常。基础实验室检查结果显示，血红蛋白（Hb）103g/L，白细胞（WBC）18.7×10^9/L，钠（Na）134mmol/L，钾（K）3.6mmol/L，肌酐 0.93mg/dL（1mg/dL=0.01g/L），血尿素氮（BUN）33mg/dL。经与放射科医生协商，口服造影剂后复查 CT 扫描，报告结果如下：

　　紧邻食管的后纵隔中可见积液、积气，纵隔气肿的出现提示食管穿孔的可能。未见口服造影剂外渗。CT 平扫时难以从后纵隔区分远端胸主动脉，如果已有临床症状，建议行胸部 CT 增强扫描以排除急性主动脉病变。食管远端与胃食管连接处可见肠管环绕，建议复位。双侧可见中量胸腔积液（图 19.2）。

患者疑似为胸腔胃伴食管穿孔。经过夜间治疗，于第 2 天早晨行手术治疗。经左侧开胸进入胸腔，探查可见渗出性胸腔积液，未见脓性病变。进入胸腔后，探查可见纵隔内一搏动性肿物，考虑为主动脉瘤。关闭胸腔，放置胸管至后纵隔。行主动脉造影，急请胸部血管组医生会诊。行血管造影 CT 检查，结果显示食管裂孔内主动脉明显扩张，可达 7.3cm，与术中探查的后纵隔肿物相符，考虑为动脉瘤或假性动脉瘤（图 19.3）。遂于当晚对患者行经皮胸主动脉腔内修复术，使用 Cook Alpha 26mm×26mm×105mm 血管支架，术中考虑为假性动脉瘤（图 19.4）。术后 4d，患者出院回家，活动良好，完全经口饮食。出院时 Hb 86g/L，WBC 7.8×10^9/L，Na 142mmol/L，K 4.2mmol/L，肌酐 0.68mg/dL，BUN 23mg/dL。

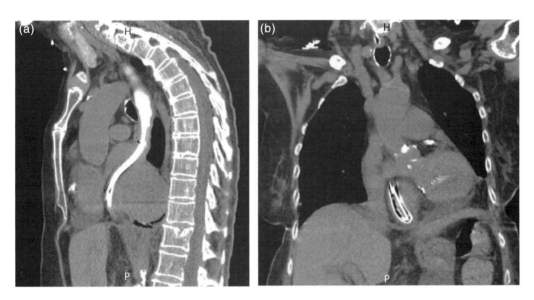

图 19.2　口服造影剂后行 CT 检查，结果提示后纵隔肿物，食管远端鼻胃管弯曲，纵隔淋巴结钙化和主动脉钙化

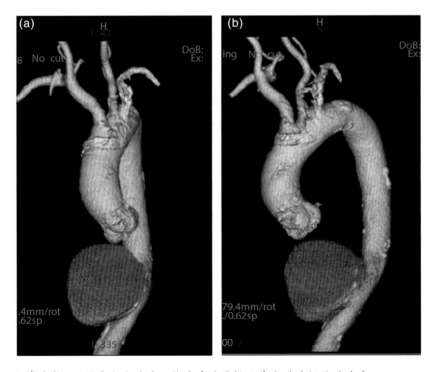

图 19.3　血管造影 CT 检查和主动脉三维重建结果提示降主动脉假性动脉瘤

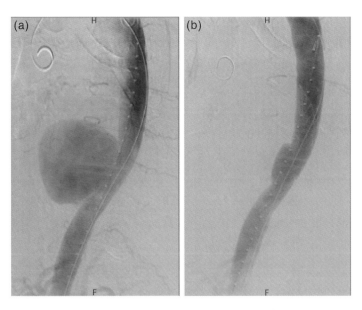

图 19.4　（a）胸主动脉腔内修复术前的降主动脉假性动脉瘤；（b）胸主动脉腔内修复术后

讨　论

　　胸腔胃是食管裂孔疝的终末期，常见于老年人，发病率较低，通常经胸部 X 线检查可偶然发现，有时无临床症状，与胸腔胃相关的并发症可能会危及生命[1-2]。由于胃可在食管侧面进入胸腔而占据后纵隔，所以胃食管连接部处在正常解剖位置并不罕见。当患者未出现症状或表现为非特异性症状时，应高度怀疑此疾病[3]。对于本例患者，由于病变位置和纵隔积气，易误诊为胸腔胃合并穿孔。我们应从中吸取的经验是，所有纵隔肿物都应首先考虑为血管性病变，直至能排除血管性肿物。血管造影可以帮助我们在早期作出正确诊断。然而，对于本患者，鉴于最近出现的呕吐和吞咽困难症状，以及实验室检查和院外 CT 平扫检查的结果，我们并未优先考虑主动脉病变。

　　胸主动脉假性动脉瘤由主动脉壁破裂引起，破口周围被纵隔结构包围。常见的病因包括创伤、感染及既往的心脏手术。约 10% 的病例可累及胸降主动脉[4]。由于支架设计的进步，血管介入治疗越来越多地用于治疗各种胸主动脉病变，包括主动脉瘤、主动脉夹层和主动脉横断[5]，其在术后并发症方面具有优势。对于本例患者，术区污染时首选经皮支架治疗可以提供足够的机会以控制感染。当感染得到控制后，可能还需要进一步的干预。对于老年患者，血管介入治疗也是首选的治疗方法。

（邵光远　译，刘颖　审）

参考文献

[1] Naunheim KS, Edwards M. Paraesophageal hiatal hernia//Shields TW, Locicero J, Reed CE, et al. General Thoracic Surgery. 7th ed. Philadelphia: Lippincott Williams & Wilkins, 2009:1951-1959.

[2] Allen MS, Trastek VF, Deschamps C, et al. Intrathoracic stomach: Presentation and results of operation. J Thorac Cardiovasc Surg, 1993, 105:253-258.

[3] Bawahab M, Mitchell P, Church N, et al. Management of acute paraesophageal hernia. Surg Endosc, 2009, 23:255-259. doi: 10.1007/s00464-008-0190-8.

[4] Atik AF, Navia JL, Svensson LG, et al. Surgical treatment of pseudoaneurysm of the thoracic aorta. J Thorac Cardiovasc Surg, 2006, 132(2):379-385.

[5] Lu Q, Jing Z, Bao J, et al. Endovascular repair of a distal aortic arch pseudoaneurysm with use of a scallop-edged stent-graft. J Vasc Interventional Radiol, 2009, 20(11):1500-1502.

病例 20

气管软骨肉瘤

Alison Coogan, Lia Jordano, Michael J. Liptay, Christopher W. Seder

关键词

- 气管软骨肉瘤
- 气管切除术
- 原发性气管肿瘤
- 病例报告

引 言

气管恶性肿瘤仅占呼吸道肿瘤的 0.2%[1]。气管软骨肉瘤是最罕见的气管肿瘤之一。迄今为止，来自英国的文献仅报道此类疾病 20 例，其表现与本章中所介绍的病例不同，生长缓慢，通常表现为梗阻症状 [2]。气管软骨肉瘤转移并不常见，完全切除后很少复发 [3]。本章中，我们报道 1 例气管软骨肉瘤患者，并且调查了相关的症状和自然病史。

病例汇报

患者男性，67 岁，病态肥胖，转诊时经 CT 检查可见气管结节（图 20.1）。无吸烟史，既往有高血压、高脂血症、胃食管反流病、前列腺癌切除术、糖尿病、Ⅲ期慢性肾病和阻塞性睡眠呼吸暂停病史。就诊时，自诉疲劳和咳痰（痰清），否认发热、寒战、气短、胸痛和体重意外下降。肺功能检查结果无异常。

软性支气管镜检查结果显示，气管软骨左侧壁上有一个 5mm 非溃疡性病变，位于隆突上方约 5 个软骨环处（图 20.2）。在支气管内超声引导下对病变行细针穿刺术，然而通过对抽吸物的检查无法作出诊断。因此，在硬性支气管镜下切除病变的整个支气管腔内部分。病理分析结果显示细胞增多，细胞学不典型，符合低级别软骨肉瘤的特征。

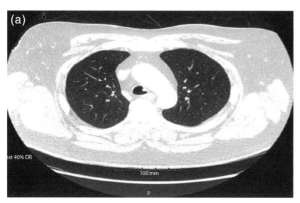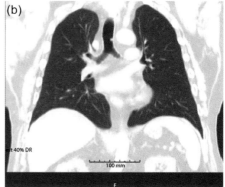

图 20.1　CT 检查结果提示气管肿瘤：（a）轴位；（b）冠状位

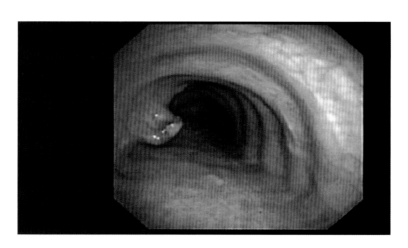

图 20.2　支气管镜检查结果提示气管肿瘤

　　考虑不完全切除的可能，决定继续行规范气管软骨肉瘤切除术。气管切除术的相对禁忌证包括：（1）术前服用类固醇类药物；（2）机械通气；（3）有放射治疗史。无法进行无张力吻合是手术的绝对禁忌证。可安全切除的气管长度因患者而异，一般小于 5 个气管环。

　　患者取左侧卧位，将单腔气管插管插入左主支气管使右侧肺塌陷。行经胸气管切除术时其他通气策略包括振荡器喷射通气、体外循环和左主支气管的跨野通气。选择尺寸为 7.0 的单腔气管进行插管，从口腔进入左主支气管，这是一种最简单、最安全的选择，不会遮挡手术区域。

经右侧第 4 肋间后外侧切口开胸可充分暴露气管。手术入路的方式有多种选择，气管下半部可通过右胸高位切口入路，而近端 1/2~2/3 气管可通过颈部领状切口的延伸入路，经胸骨切开入路可暴露整个气管。将肺向下牵拉，分离奇静脉。通过支气管镜观察肿瘤，并且在气管外壁上缝线以标记肿瘤。用 25 号针头穿过气管，通过支气管镜观察确定腔内病变范围。

游离远端气管时，需要注意勿损伤位于对侧气管食管沟的左喉返神经。将左侧 3 个气管环及右侧 1 个气管环切除，冰冻切片病理检查结果提示近端、远端切缘均为阴性。

因为气管的血液供应是侧向的，所以气管的侧向解剖应仅限于应切除的部分。用 2-0 可吸收外科缝线将气管侧方缝合并做牵引线，分别位于切缘上下各 1 个气管环处。用 4-0 可吸收外科缝线间隔 3~4mm 进行缝合，将线结系在气管的内侧或外侧，最后将牵引缝线打结以减少张力。

实现无张力吻合在气管手术中至关重要。颈部的伸展和弯曲有利于最大限度地暴露气管，用手指将气管前后移动，不用担心会影响血液供应。虽然本病例无须行右肺门松解，但是行右肺门松解可以缓解吻合口张力，使肺向头部移动 1~2cm。松解下肺韧带并在下方 "U" 形切开心包可实现此操作，注意操作过程中勿损伤前方膈神经。

放置一根 24Fr 胸管，再次膨肺，患者在手术室被拔除气管插管，术后无并发症，第 8 天顺利出院。最终手术病理检查结果提示 I 级软骨肉瘤。术后 24 个月，软性支气管镜及连续 CT 扫描检查结果中未发现疾病复发。

讨　论

原发性气管癌是非常罕见的，仅占呼吸道癌的 0.2% 和所有已报告癌症的 0.03%[1]。与气管鳞状细胞癌不同，气管软骨肉瘤通常表现为长期呼吸困难，常被误诊为哮喘[2]。通常无症状患者的肿瘤可阻塞气管不足 50%，而呼吸困难通常只发生在 60%~75% 的气管阻塞患者中[2]。

CT 检查是诊断气管软骨肉瘤最好的方法，其次是软性和硬性支气管镜检查[3-4]。胸部 CT 检查可提供有关肿瘤大小和范围的信息，但是可能低估气管壁受累程度[5]。支气管镜检查可以更好地显示肿瘤，有利于活检。

气管软骨肉瘤的标准治疗方法是手术完全切除（切缘阴性），然后进行端端吻合[3]。已报道的大多数气管软骨肉瘤病例均进行了 R0 切除，并且无复发[3]。内镜下切除术是一种姑息性治疗，适用于无法手术或拒绝手术患者的气道修复[6]。然而，在内镜下治疗时完全切除的范围和程度有限，并且复发率高[5-6]。最近，有预行内镜切除的患者接受了内镜激光减瘤联合放射治疗[6]。

由于生长缓慢，气管软骨肉瘤通常对化学治疗和放射治疗无反应 [3,6]。在无法进行完全手术切除时，放射治疗应被视为辅助治疗或姑息治疗。目前尚未证明化学治疗对软骨肉瘤有效，但是在有淋巴结转移的情况下可以采用 [4]。

气管软骨肉瘤非常罕见，通常生长缓慢，切除后 5 年生存率为 90%[3]。诊断标准为 CT 扫描检查和后续进行的软性和硬性支气管镜检查。迄今为止，所有报道的接受 R0 切除术且切缘阴性的患者均未复发 [6]。对于有手术禁忌证的患者，应考虑行内镜切除和放射治疗。

（任万刚　译，刘颖　审）

参考文献

[1]　Nouraei SM, Middleton SE, Nouraei AR, et al. Management and prognosis of primary tracheal cancer: A national analysis. Laryngoscope, 2014, 124(1):145-150.

[2]　Allen MS. Surgery of the trachea. Korean J Thorac Cardiovasc Surg, 2015, 48:231-237.

[3]　Andolfi M, Vaccarilli M, Crisci R, et al. Management of tracheal chondrosarcoma almost completely obstructing the airway: A case report. J Cardiothorac Surg, 2016, 11(1):101.

[4]　Sherani K, Vakil A, Dodhia C, et al. Malignant tracheal tumors: A review of current diagnostic and management strategies. Curr Opin Pulm Med, 2015, 21(4):322-326.

[5]　Maia D, Elharrar X, Laroumagne S, et al. Malignant transformation of a tracheal chondroma: The second reported case and review of the literature. Rev Port Pneumol, 2016, 22(5):283-286.

[6]　Kutzner EA, Park JS, Salman Z, et al. Tracheal chondrosarcoma: Systematic review of tumor characteristics, diagnosis, and treatment outcomes with case report. Case Rep Oncol Med, 2017, 2017:4524910.

贲门失弛缓症患者长期气管插管后并发气管食管瘘的多技术管理

Mathew Thomas

 关键词

- 气管食管瘘
- 气管
- 食管
- 瘘

引 言

气管食管瘘（tracheoesophageal fistula，TEF）在处理上极具挑战性，并且手术修复后复发的风险很高[1-2]。尽管现代外科技术取得了进步，但是成人 TEF 仍然是胸外科医生遇到的最困难的问题之一。据统计，经外科手术治疗后，该疾病的死亡率仍高达 23%[3]。关于复发或持续性 TEF 的文献多来源于儿科，几乎没有关于成人患者的报道。在本章中，我们阐述了 1 例成人贲门失弛缓症患者的持续医源性 TEF 评估和管理，以及在腹腔镜括约肌切开中成功修复瘘管的手术技术。本章中我们着重强调诊断和技术上的挑战，并且描述了一种通过食管前壁全层纽扣式切口修复 TEF 的创新技术，这在之前未曾报道。

病例汇报

患者男性，56 岁，罹患慢性终末期肾衰竭，需要血液透析，目前正在本机构接受肾移植评估。既往有严重高血压、胃食管返流病病史，因长达 4 年的经皮气管切开状态导致慢性 TEF，曾两次接受通过颈部横切口入路修复瘘管的手术，术中均使用颈部肌肉作为皮瓣。尽管如此，患者依然出现饮水呛咳症状，导致频繁呼吸道感染。第 2 次手术后，患者的声音变得中度沙哑。喉镜检查结果显示无声带麻痹。对于广泛的咽喉部炎症，考虑由长期慢性反流所致。于我院行食管钡剂造影检查，结果显示气管食管瘘口位于胸廓入口水平，随后通过支气管镜和上消化道内镜予以证实（图 21.1a~b）。此为肾移植手术的禁忌证，将患者转入胃肠外科，拟行内镜下 TEF 修补术。

内镜下对瘘管去上皮化后，利用内镜钛夹夹闭气管食管瘘口。随访 3 个月中，患者陆续出现相应症状。胸部 X 线检查结果显示 TEF 仍然存在。消化道内镜检查结果显示气管食管瘘口变小，再次使用内镜夹处理（图 21.1c~d）。随后将患者转入胸外科治疗。

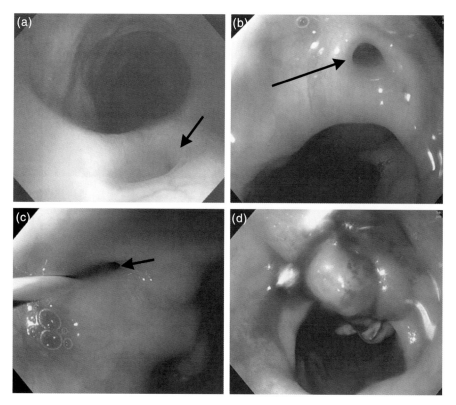

图 21.1 气管食管瘘（箭头示）：（a）初次支气管镜检查；（b）初次消化道内镜检查；（c）首次使用内镜夹 3 个月后进行上消化道内镜检查；（d）再次应用内镜夹后进行上消化道内镜检查

为评估病情，我们对患者进行完整的食管钡剂造影检查（图 21.2），结果提示食管扩张、鸟喙样改变及食管排空延迟等贲门失弛缓症等典型特点。食管远端梗阻是瘘口多次闭合失败的原因之一。对患者行腹腔镜下食管括约肌切开术及部分胃底折叠术，并且利用胃造瘘术改善食管排空情况。患者术后恢复顺利，术后仅靠胃管进食，不经口进食任何食物以促进瘘口愈合。6 个月后再次行食管造影，结果显示瘘口仍然存在，建议行手术修复，术前 1d 于内镜下取出内镜夹。

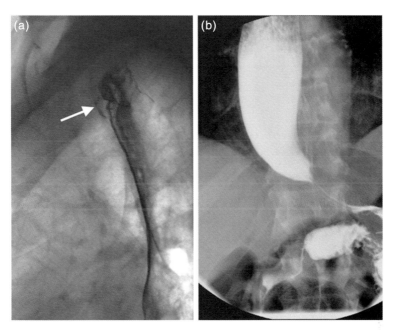

图 21.2　术前行食管造影检查：（a）持续性气管食管瘘（箭头示）；（b）贲门失弛缓症的特点，即食管上段扩张、食管下段括约肌鸟喙样改变

在全身麻醉下患者取仰卧位，头后仰，颈部垫枕，颈部拉伸。通过喉罩行软性支气管镜检查，结果显示胸骨切迹处气管膜部可见一处感染区域，内有一个针孔大小的瘘口。将喉罩更换为单腔气管插管，行软性支气管镜检查，结果显示食管前壁距门齿 21~23cm 处可见一肉芽组织，无明显瘘管。于内镜下向食管充气，利用支气管镜观察气管，气管内出现气泡即可证实 TEF 的位置。

手术范围包括整个颈部和胸部，即从耳垂到剑突。再次切开之前的"U"形颈部切口，将颈阔肌下皮瓣抬高至甲状软骨上方和胸骨锁骨关节下方的水平。将气管前筋膜在中线纵向切开，然后用细头剪刀从左侧将其与气管分离。随后向后方锐性分离间隙至气管食管沟，保护好气管壁。辨认之前手术中制作的带蒂肌瓣，将其与气管分离，保存备用。触诊左侧颈动脉鞘，由于存在严重的瘢痕，故未尝试将其游离。

再次行术中支气管镜检查，在支气管镜引导下确定颈部 TEF 位置，显示瘘口在胸骨切迹下方。将胸骨上段劈开，暴露胸骨上段后方的气管，利用血管套带将头臂干向右侧牵开。由于严重的粘连及瘢痕，我们无法从瘘管头侧将气管膜部与食管分离从而暴露出瘘管。瘘管尾侧瘢痕较轻，可将食管和气管直接分离。

　　在食管左外侧壁气管食管瘘口水平切开食管全层，并沿瘘口行环周切开，做一个 1.5cm 宽的纽扣状食管前壁切口（图 21.3a），将食管和气管膜部分离。贲门失弛缓症造成的慢性食管扩张有利于通过可吸收缝线在没有张力的情况下进行食管缺损处的双层横向缝合。利用 4-0 可吸收缝线将瘘管基底部缝合，然后将切除的食管壁连同瘘管向尾端折叠至气管膜部，用 4-0 可吸收缝线间断缝合至气管壁边缘（图 21.3b）。将保留的带蒂肌瓣置于气管和食管之间，用 4-0 可吸收缝线将其缝合至气管边缘。在肌瓣与食管缝线之间放置一个 3cm × 3cm 的生物补片，使用纤维蛋白胶涂抹。在纵隔放置一个 15# 引流管，并通过颈旁引出，用两根胸骨钢丝缝合部分劈开的胸骨。

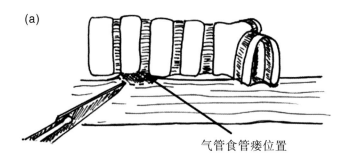

(a)

气管食管瘘位置

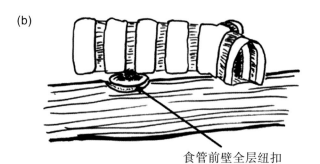

(b)

食管前壁全层纽扣

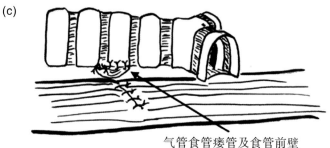

(c)

气管食管瘘管及食管前壁
纽扣折叠后缝合至气管

图 21.3　食管前壁技术闭合气管食管瘘示意图：（a~b）食管前壁瘘管水平纽扣状切开；（c）将瘘管与食管纽扣折叠缝合至气管，横向缝合食管缺损

拔除气管插管，1周后拔除引流管，患者出院，期间未发生任何并发症。但是2周后患者出现胸骨切口葡萄球菌感染，冲洗、切除坏死组织，行负压引流治疗。继续经胃管鼻饲进食8周，然后行影像学检查，结果显示瘘管已完全闭合（图21.4）。随后患者开始经口进食，恢复良好。9个月后行临床及影像学检查，评估时未发现TEF复发，因此将患者列入肾移植等候名单。

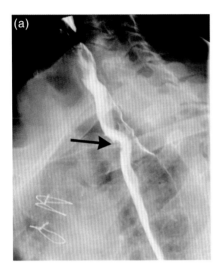 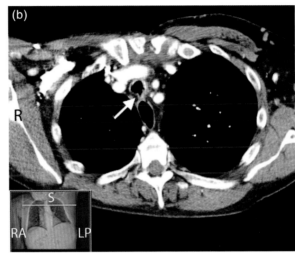

图21.4　术后6个月影像学检查结果显示闭合的气管食管瘘（箭头示）：（a）食管造影检查；（b）CT检查

讨　论

无论病因如何，TEF都极难处理，经常使患者陷入两难境地。虽然开放手术是大多数TEF的治疗标准[3-4]，但是对于复发性或持续性病例来说，这种手术也极具挑战性。手术的高难度使得内镜下闭合瘘口成为一个可尝试的途径[5-6]，但是可能需要多次长时间干预。当内镜下闭合瘘口不成功时，开放手术可能是永久闭合瘘口的最后手段。

对于频繁复发的非恶性TEF，需要仔细评估，以确定闭合失败的原因。必须排除潜在的恶性疾病、肉芽肿性疾病、食管异物或远端梗阻等因素，这些都会妨碍瘘口愈合。对于本例患者，贲门失弛缓是两次手术中尝试闭合瘘口失败的主要原因。我们认为，通过切开食管括约肌解除梗阻后，后续修复及瘘口闭合的成功率将会增加。

手术修复TEF时需要将气管与食管分离，并切开和结扎瘘管，然后在气管与食管之间置入活体组织。然而，当再次手术治疗TEF时气管-食管分界线不清，如果强行剥离，可能导致气管膜部严重缺损。此外，由于瘢痕组织不易被发现，使得喉返神经损伤的风险大大增加。如上所述，如果此时食管、气管之间难以分离，在无显著风险的情况下可以考虑行食管前壁纽扣式切口技术。食管其余部分通常可充分游离，以便进行横向缝合。这种方法的主要风险包括食管缝线的断裂、食管瘘和假性食管憩室的形成，甚至 TEF 的复发。多种辅助技术的应用，例如生物补片和纤维蛋白胶应用于气管食管缝线处，是减少潜在并发症及防止 TEF 复发的重要方法。这种技术难以适用于较大的 TEF，因为切除大部分食管壁会造成食管大面积缺损且难以一期愈合。

其他修复复杂 TEF 的开放手术技术包括伴或不伴气管切除的气管瘘口修补术，食管一期切除和闭合，食管分流，以及带血管蒂移植物的应用 [1-2,7]。我们建议，所有处理 TEF 的外科医生应该掌握这项食管前壁纽扣式切口技术。

（刘通　李猛　译，刘颖　审）

参考文献

[1]　Shen KR, Allen MS, Cassivi SD, et al. Surgical management of acquired nonmalignant tracheoesophageal and bronchoesophageal fistulae. Ann Thorac Surg, 2010, 90(3):914-918; discussion 919.

[2]　Muniappan A, Wain JC, Wright CD, et al. Surgical treatment of nonmalignant tracheoesophageal fistula: A thirty-five year experience. Ann Thorac Surg, 2013, 95(4):1141-1146.

[3]　Foroulis CN, Nana C, Kleontas A, et al. Repair of post-intubation tracheoesophageal fistulae through the left pre-sternocleidomastoid approach: A recent case series of 13 patients. J Thorac Dis, 2015, 7(Suppl 1):S20-S26.

[4]　Downey P, Middlesworth W, Bacchetta M, et al. Recurrent and congenital tracheoesophageal fistula in adults dagger. Eur J Cardiothorac Surg, 2017, 52(6):1218-1222.

[5]　Gregory S, Chun RH, Parakininkas D, et al. Endoscopic esophageal and tracheal cauterization for closure of recurrent tracheoesophageal fistula: A case report and review of the literature. Int J Pediatr Otorhinolaryngol, 2017, 98:158-161.

[6]　Lelonge Y, Varlet F, Varela P, et al. Chemocauterization with trichloroacetic acid in congenital and recurrent tracheoesophageal fistula: A minimally invasive treatment. Surg Endosc, 2016, 30(4):1662-1666.

[7]　Macchiarini P, Verhoye JP, Chapelier A, et al. Evaluation and outcome of different surgical techniques for postintubation tracheoesophageal fistulas. J Thorac Cardiovasc Surg, 2000, 119(2):268-276.

青少年先天性气管食管瘘的表现

Wickii T. Vigneswaran

 关键词

- 气管瘘
- 先天性气管食管瘘
- 气管食管瘘修补术

引 言

先天性气管食管瘘发生在出生时或出生后不久。H型先天性气管食管瘘较少见，一般不伴有食管闭锁，通常气管内压力较高，瘘管直径较小，进食流质时可出现呛咳[1]。瘘管持续存在的患者当成长到青春期时无任何症状是不常见的。对于大的瘘口，通常需要行气管切除及瘘管闭合[2]。

病例汇报

患者女性，20岁，因突然发作的右侧胸痛入院，深呼吸时疼痛加重，否认有咳嗽、呼吸急促或咯血病史。长期服用支气管扩张剂控制哮喘，效果良好。同时长期服用避孕药，最后一次月经时间是2d前。19岁时曾行卵巢囊肿切除术。体格检查结果提示，脉搏78/min，体温37.3℃，左臂血压130/76mmHg，呼吸频率16/min，体重62.1kg，身高177.8cm，体重指数19.37kg/m²。血氧饱和度99%。双肺检查正常，右侧乳房和右侧肋骨下方触诊时有胸膜炎性胸痛。

对患者行胸部正侧位X线检查，与之前的X线检查结果比较，肺部未见局灶性实变，血管走行正常，第 3 肋骨右前侧和第 6 肋骨右后侧处可见一个直径 1.1cm 大小的结节，提示存在肺部结节或伪影。心脏大小和轮廓正常，纵隔及胸膜中未见异常。未再次行胸部 X 线检查，给予 CT 检查和血管造影以便评估肺结节和排查肺栓塞。虽然没有明确的肺部病理结果，但是右肺上叶斜裂处可见胸膜增厚，食管腔内弥漫积气，气管和食管上 1/3 处有瘘管连通（图 22.1）。

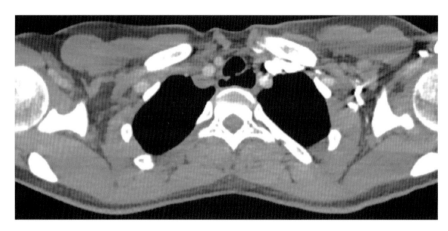

图 22.1　术前 CT 检查结果提示气管食管瘘

3 个月后对患者再次复查胸部 CT 检查，与之前的 CT 检查结果相比，胸膜密度明显减小。肺纹理增粗提示既往曾有感染或者炎症。鉴于气管与食管的 CT 检查结果表现，不能排除吸入性肺炎所致。右侧后斜位食管 X 线检查结果提示右上方气管食管瘘可能，有少量对比剂溢出，可见瘘管开口（图 22.2a~b）。

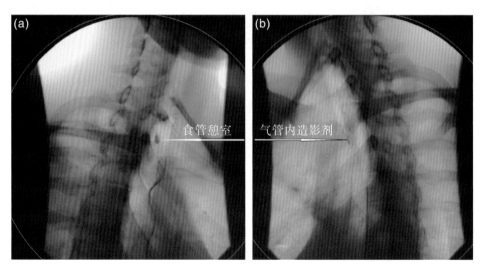

图 22.2　（a）食管造影结果提示食管憩室；（b）气管内的口服造影剂

请胸外科医生会诊时患者承认自从意识到有瘘管存在后，运动后立刻大量喝水会导致剧烈咳嗽。否认咳嗽出食物残渣，也否认高热、寒战、胸痛和呼吸急促病史。得出诊断后 6 个月再次行 CT 检查，结果显示食管至胃食管交界处可见积气。在食管上段前壁和气管后壁之间可观察到约 2mm×5mm 的缺损。

随后行支气管镜及食管镜检查，结果显示在近端气管膜部有一个约 5mm 宽、8mm 长的缺损，距门齿 17cm。胃镜检查时可见一食管憩室开口位于距门齿 19cm 处，未显示与气管有明显连通。因担心瘘口变大，所以未进行探查。

曾考虑行内镜下缝合，但是缝合时可能出现较大损伤，因此建议行开放手术，并且患者同意行颈部入路手术。支气管镜检查和食管镜检查结果证实瘘口存在于距离门齿 17~19cm 处。首先沿胸锁乳突肌前缘行左侧颈部切口，然后进入食管。在儿童内镜辅助下定位食管与气管之间的瘘管，纵隔内有小的瘘管连通。虽曾考虑将瘘管切开，但因为可采用的修复途径不多，所以采用不可吸收单丝线缝合进行简单的缝合结扎。结扎后支气管镜检查结果证实气管侧瘘口闭塞，患者术后 2d 恢复良好，能进食半流质食物，出院 1 周后提前恢复至正常饮食。

随访 4 个月期间，患者未发生任何异常症状。支气管镜及食管镜检查结果提示食管上部有一个小的持续存在的食管憩室。支气管镜检查时可见缝线下方有一个持续存在但是比较小的管道，周围有少量肉芽组织。因为担心存在"再通"的风险，所以未对其进行探查。再次行 CT 检查评估，结果显示仍然有一个持续存在的管道，但是比治疗前要小得多（图 22.3）。随访 12 个月期间，患者未出现任何异常症状。

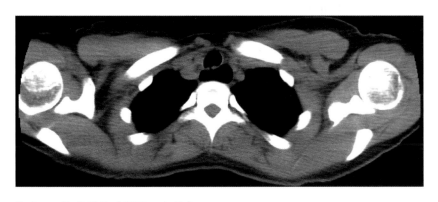

图 22.3 术后 CT 检查图片（随访 4 个月）

讨 论

先天性气管食管瘘通常在出生时或出生后不久出现，有持续性瘘管的患者成长到青春期时未出现任何症状是不常见的[2]。本患者曾接受哮喘治疗，药物控制良好，其"哮喘"可能是由小的气管食管瘘误吸所致。CT 检查结果提示误吸的可能性较大，但是患者在被告知气管食管瘘的诊断后才意识到误吸，这说明其临床症状并不明显，可能是因食物靠近瘘管引起瘘管堵塞导致患者无任何症状。内镜检查结果提示气管瘘口位置高于食管瘘口，并且瘘管可能从气管斜形向下连通至食管，这可支持我们之前的假设（图 22.4）。

理想的手术方式是切开瘘管，闭合两端瘘口[3]。然而，这需要精细的解剖和良好的手术暴露。本患者瘘口位于食管距离门齿 19cm 处，气管距离门齿 17cm 处。这种角度可能会防止吞咽时误吸，因为食团移动时可将食管挤压至气管，使瘘管变窄、封闭（图 22.4）。这一点可以解释患者在手术前没有相应症状的原因。患者已学会在吞咽时将下颌收起来使这一角度变大，这使得该机制更容易实现。

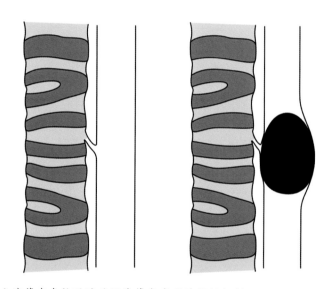

图 22.4　先天性小瘘管在食物通过时因瘘管角度而关闭的机制

此患者的瘘管相对较高，从颈部入路不容易接近。治疗高位气管食管瘘的方法有很多种[4]，对于无法从颈部到达的瘘管，可以通过前路手术（包括胸骨劈开术和经气管闭合术）获得更好的暴露。我们在手术干预前已经考虑这些方法，并已与患者讨论风险和收益，以及我们采取的侧面入路的方法。因为患者的症状较轻，无任何明显的瘘管并发症，所以选择微创入路。我们认为，经气管入路产生的相关风险（包括气管切开导致的短期或长期并发症）是不合理的。

（刘通　译，王功朝　审）

参考文献

[1]   Evans JA, Greenberg CR, Erdile L. Tracheal agenesis revisited: Analysis of associated nomalies. Am J Med Genet, 1999, 82(5):415-422.

[2]   Acosta JL, Battersby JS. Congenital tracheoesophageal fistula in the adult. Ann Thrac Surg, 1974, 17:51-57.

[3]   Albuquerque KV, Deshpande RK, Desai PB. Cervical approach for repair of congenital trachea-esophageal fistula presenting in an adult. J Postgrad Med, 1993, 39(4):216-217.

[4]   Grillo HC. Acquired tracheoesophageal and bronchoesophageal fistula//Grillo HC. In Surgery of the Trachea and Bronchi. Hamilton: BC Decker Inc., 2004: 341-356.

病例 23

近乎全长的恶性气管食管瘘修补术：1 例存活 17 年的成功案例

Wickii T.Vigneswaran

 关键词

- 气管食管瘘
- 恶性瘘
- 气管食管瘘修补术

引 言

恶性食管 – 呼吸道瘘是食管癌或肺癌中一种少见的并发症，常继发于伴有坏死的恶性肿瘤浸透食管外膜和气管壁。据报道，食管癌的发病率为 5%~10%，肺癌的发病率为 1%[1]。肿瘤坏死通常是放射治疗和（或）化学治疗的结果。当瘘管形成时可导致肺部感染，如果不进行及时治疗，将可能引起致命性伤害。当食管远端有阻塞时，感染会更严重。用覆膜支架封闭瘘管可以减少呼吸道感染，如果存在食管梗阻，此方法也可以缓解食管梗阻。此治疗更有利于患者吞咽，并改善其生活质量。

由于潜在恶性肿瘤的进展和肺部感染的加重，恶性食管 – 呼吸道瘘患者的平均生存时间通常以周或月计算。内镜治疗时可在食管或气道使用覆膜支架，或两者同时使用。生物凝胶也可有效地用于小瘘口的封闭[2]。当内镜干预无效时，可采用手术切除或旁路引流瘘管治疗。用胃或结肠来替代食管旁路已用于其他一般情况良好的患者[3-4]。如果瘘管得到有效治疗，则潜在的恶性肿瘤决定了患者的预后。本章中，我们报道 1 例行根治性手术后出现恶性气管食管瘘的存活时间最长的患者。

110

病例汇报

患者男性，52 岁，因急性呼吸窘迫从外院转至急诊室。就诊时声音嘶哑，有明显呼吸困难。既往有食管上 1/3 鳞状细胞癌病史，曾接受同步放化疗。随后出现气管食管瘘，行内镜下置入覆膜金属支架治疗。在得到短暂的缓解后，患者出现误吸复发症状。食管造影检查结果证实气管食管瘘扩张，置入覆盖前一支架上端的第 2 个横跨支架，其症状得到短暂缓解。由于出现严重的呼吸窘迫症状，患者于外院急诊室就诊，然后为接受进一步治疗转到我院。

初入院时，可闻及患者发出的刺耳喘鸣音。血流动力学稳定，血氧饱和度在室氧条件下最高为 80%。在急诊室立即行胸部和上腹部 CT 扫描检查，结果提示食管支架从锁骨水平延伸至隆突下区（长度为 11.5cm），并在锁骨以下 4cm 处进入气管，气管远端无膜部存在的迹象（图 23.1）。支架下方的远端食管扩张，影像学检查结果未提示任何局部肿瘤的证据。肺部有多发密度不均匀病灶，密度与肺部感染一致，不能排除转移。

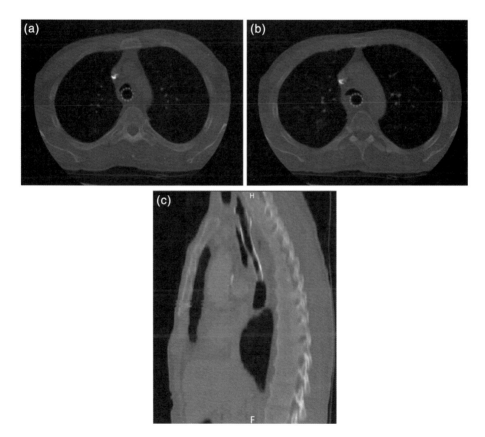

图 23.1　术前 CT 检查结果显示跨位食管支架脱落入气管支气管树，气管后壁破坏：（a）气管中间位；（b）气管隆嵴位；（c）矢状面显示跨位支架

支气管镜检查结果显示脱垂支架进入气管并阻塞 90% 的管腔。患者因需手术治疗被转到胸外科，紧急送往手术室行气管修补术。建立动静脉通路并连接心电监护后，在支气管镜引导下行单腔气管内插管。将支气管阻断器放入右侧主支气管，置于左侧体位，通过胸部右后外侧切口结扎血管蒂并取部分前锯肌，然后从第 4 肋间隙进入胸膜腔，在隆嵴下分离食管。气管和食管位于隆突上方，将食管与气管和支气管分离，注意不要损伤气管的软骨部分。气管的膜部非常薄，从此处清晰可见气管内导管。缺损位置从胸腔入口延伸至左主支气管。将支气管阻断器后撤，用单独的气管内导管插入左主支气管以建立左肺通气。扩大切口，取出支架。气管和食管之间有一大块缺损，环周切除食管壁的一小部分。游离后，可见气管后壁从胸腔入口到左主支气管近端缺失。将食管与气管后壁分离后，修剪事先准备的牛心包以匹配气管缺损，使用聚对二氧杂环己酮（polydioxanone，PDS）和 4 "O" 聚丙烯缝线间断缝合，将补片从左主支气管近端缝合至胸腔入口，替换气管后壁。在完全修补前，将气管导管从手术部位退出，并从上方建立左主支气管内插管。然后将带血管蒂的前锯肌通过胸壁第 2 肋骨和第 4 肋骨之间的窗口转移到胸膜腔 [5]。将肌肉缝合至气管缺损的边缘，从入口到左主支气管覆盖牛心包。用缝线固定多余肌肉，再将部分环向残存的食管缝合到鼻胃管周围的肌肉后部以维持食管连续性。关闭胸腔后，患者取仰卧位，放置空肠营养管和胃引流管。术后患者恢复良好，出院。

术后 3 周患者出现咳嗽和呼吸改变。复查 CT 检查，结果显示在大血管水平处有一个长约 1.5cm 的残余瘘管。支气管镜检查结果显示之前的修复已松动，食管镜检查结果也证实食管相应处有缺损。经过一段时间的保守观察，影像学检查结果证实后纵隔有脓肿形成，患者再次进入手术室行右侧开胸食管次全切术，将胃从胸骨旁提拉，行食管胃颈部吻合术。术后患者恢复良好，按时出院。6 周后患者主诉咳嗽时气管颤动，其他方面均良好。建议行支气管镜检查，随后在全身麻醉下行软性支气管镜检查，结果提示之前使用可吸收线缝合的心包补片与气管部分分离。所幸下方的肌肉补片愈合良好，这为气管后壁提供了坚实的支撑。对患者行硬性支气管镜检查，用长内镜剪刀将剩余的心包补片缝线剪开，并在硬性支气管镜下取出整片补片。术后第 2 天患者出院回家。在随访期间，患者 6 个月内做了 3 次食管 – 胃吻合口近端扩张术。几次支气管镜检查结果提示气管后壁完全愈合，唯一明显的变化是修补的肌肉比其余的气管更显红润。患者情况良好，未再行进一步干预治疗。术后 17 年，患者的癌症未复发，69 岁时因其他原因去世。患者生前加入了"Smart Patients Esophageal Cancer Community"（https://www.smartpatients.com/communities/esophageal-cancer）和"Gilda's Club"，这有利于为其他癌症存活者提供咨询。

讨　论

当形成恶性气管食管瘘时，原发癌症往往已处于晚期，并且无法根治。气管食管瘘的常见并发症是由吞咽或胃内容物反流到食管引起难以治疗的吸入性肺炎。如果瘘口能得到有效的封闭，患者预期寿命以月为计算单位；如果瘘口受到持续污染，则患者预期寿命以天或周为计算单位。为避免吸入性肺炎和化脓性肺炎的反复发作，姑息治疗时通常以食管或气管单独支架，或者食管和气管双重支架来覆盖瘘管。当支架植入无法实现或旁路引流手术失败时，切除术可有效减少污染和维持营养，尽管这是一个比较大的手术[6]。通过分期手术阻止感染并逐步恢复进食等一系列治疗具有短期的生存优势。

对局部晚期食管癌患者可行单独放射治疗或联合化学治疗。当癌症侵袭食管全层和气管支气管树时，发生瘘的风险会很高。据报道，单独行化学治疗时发生瘘的概率为 6%，而放射治疗后发生瘘的风险高达 73.9%[7]。尽管放射治疗技术有显著的进步，但是其风险仍然很高。目前的指南推荐，对局部晚期食管癌患者应采用综合治疗[8]。对于食管鳞状细胞癌，手术切除与化学治疗、放射治疗相比，其在提高生存率方面的优势一直受到质疑[9]。这些肿瘤常累及食管上段，如果局部进展，则可能累及气道。辐射引起的肿瘤坏死取决于原发癌固有的放射敏感性、辐射剂量和放射方式。如果肿瘤对放射治疗太敏感，那么坏死的风险也会很高。化学治疗与放射治疗联合使用可进一步增加放射治疗的敏感性，并引起肿瘤的反应和坏死。据推测，在放射治疗后出现气管食管瘘的患者，无论如何都会出现这种情况，放射治疗可能通过裂解肿瘤细胞而加速瘘管的形成。对于患有巨大肿瘤且伴有气管压迫或侵犯的患者，这种风险是最大的。

本病例资料进一步证实，潜在肿瘤可决定患者的最终预后。对于可以接受手术的患者，无论是否存在食管 – 呼吸道瘘，如果潜在的原发性恶性肿瘤已得到有效治疗，都应考虑积极治疗，包括根治性手术。

（付洪浩　译，王功朝　审）

参考文献

[1]　Balazs A, Kupcsulik PK, Galambos Z. Esophagorespiratory fistulas of tumourous origin. Non-operative management of 264 cases in 20-year period. Eur J Cardiothorac Surg, 2008, 345:103-107.

[2] Sarper A, OZ N, Cihangir C, et al. The efficacy of selfexpanding metal stents for palliation of malignant esophageal strictures and fistulas. Eur J Cardiothorac Surg, 2003, 23(5):794-798.

[3] Takeshi H, Masaru M, Shigematsu Y, et al. Esophageal bypass using a gastric tube for a malignant tracheoesophageal/bronchoesophageal fistula: A report of 4 cases. Int Surg, 2011, 96:189-193.

[4] Shamji FM, Inculet R. Management of malignant tracheoesophageal fistula. Thorac Surg Clin, 2018, 28(3):393-402.

[5] Arnold PG, Pairolero PC. Intrathoracic muscle flaps: An account of their use in the management of 100 consecutive patients. Ann Surg, 1990, 211:656-660; discussion 660-662.

[6] Meunier B, Stasik C, Raoul JL, et al. Gastric bypass for malignant esophagotracheal fistula: a series of 21 cases. Launois B Eur J Cardiothorac Surg, 1998, 13(2):184-188; discussion 188-189.

[7] Martini N, Goodner JT, D'Angio GJ, et al. Tracheoesophageal fistula due to cancer. J Thorac Cardiovasc Surg, 1970, 59:319.

[8] Berry MF. Esophageal cancer: Staging system and guidelines for staging and treatment. J Thorac Dis, 2014, 6(3):S289-S297.

[9] Castoro C, Scarpa M, Cagol M, et al. Complete clinical response after neoadjuvant chemoradiotherapy for squamous cell cancer of the thoracic oesophagus: Is surgery always necessary? J Gastrointest Surg, 2013, 17(8):1375-1381.

病例 24

袖状胃成形术后的胃支气管瘘和中央膈疝

Mathew Thomas

关键词

- 瘘
- 胃
- 支气管
- 袖状切除术
- 膈
- 疝

引 言

胃支气管瘘（gastrobronchial fistula，GBF）是减重术后非常罕见的并发症，仅有 0.2% 的患者发生于腹腔镜袖状胃成形术（laparoscopic sleeve gastrectomy，LSG）后[1]。本章中，我们报道了 1 例胃袖状切除后发生慢性 GBF 伴中央膈疝的病例，并且阐述了相应的治疗策略。

病例汇报

患者女性，47 岁，因慢性 GBF 持续 2 年从另一家医院转诊至我院。最初因病态肥胖症接受腹腔镜可调节性胃束带术，但是手术失败，移除束带 6 年后接受 LSG。术后患者病情因缝钉线渗漏变得复杂，住院时间长达 2 个月，通过内镜下黏合得以控制。4 个月后，胃和左肺下叶（left lower lobe，LLL）之间通过膈形成瘘，导致患者发生肺炎而多次住院。多次实施内镜手术（包括胶水黏合与放置夹子）尝试闭合瘘管，但均以失败告终。2 年后，患者在我院接受第 2 次复查，合并症包括 HIV 感染、病态肥胖症和糖尿病，自行袖状胃成形术后体重减轻 100 磅（45.36kg）。曾有 28 年的吸烟史。

患者就诊时主要症状包括慢性咳嗽伴胆汁性痰，声音嘶哑，服用 H_2 受体阻滞剂和大剂量质子泵抑制剂后仍有严重反流。

除了体重指数为 $34kg/m^2$ 外，其他检查结果无明显异常。双肺通气量相等，背部听诊时左肺底部可闻及少许湿啰音。

食管钡剂造影检查时无瘘，可见之前的内镜夹（图 24.1）。腹部和胸部 CT 检查结果显示残胃和肺左叶之间存在瘘管（图 24.2a~b）。LLL 内侧下方存在融合性异质性气腔阴影，左肺舌段和左肺下叶存在小气道疾病。

建议行开胸左肺下叶切除术、全胃切除术及食管空肠 Roux-en-Y 吻合术，之后患者签署知情同意书。

患者在手术室接受支气管镜检查，结果显示左主支气管内有大量胆汁分泌物。清除分泌物后，沿着缝合材料在内基底段支气管处可见瘘管。然后通过第 7 肋间进行标准的后外侧开胸手术。松解广泛粘连后，可见穿过左半膈肌腱部并与 LLL 粘连的膈疝。从疝出的胃至 LLL 的瘘管可触及，将其横断以游离肺。经过仔细检查，LLL 背段正常，基底段实变。因此，我们决定行基底段切除术而不是肺叶切除术。解剖叶间裂的前侧，直至发现基底段肺血管，然后结扎、离断。暴露 LLL 支气管，可见瘘管穿过肺实质，并与较大的内侧基底段支气管相通。用吻合器将该肺段支气

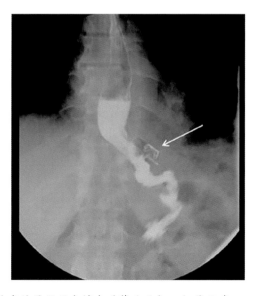

图 24.1　食管钡剂造影检查结果显示内镜夹（箭头示），但是无瘘

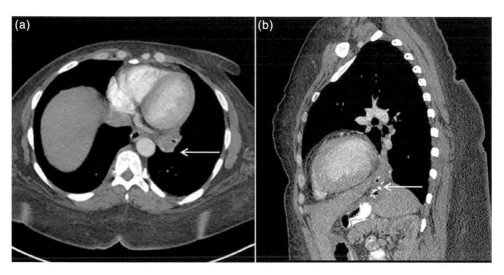

图 24.2　CT 检查结果显示胃和左肺下叶之间的瘘（箭头示）：（a）轴向位；（b）矢状位

管离断，用中厚吻合器将另一肺段支气管与肺实质整体离断。保持叶间裂后侧完整，以防止背段扭转。缝钉线处未漏气，背段膨胀良好。

随后从下肺静脉水平正上方至膈肌裂孔下方环形游离食管。切除中央膈疝囊，暴露部分胃、网膜、瘘管缝线和疝内缝合材料。将疝从膈肌缺损的边缘完全游离，并还纳回腹腔。缺损大小为 3cm×1cm，闭合时主要使用 0-Prolene 缝线间断水平缝合，然后使用 0-Prolene 缝线进行单针连续缝合加固。关闭开胸切口后，腹部手术团队进行全胃切除术和 Roux-en-Y 食管空肠吻合术，通过经腹术放置空肠造瘘管。

术后患者病情平稳，术后第 5 天行食管钡剂造影检查。首先开始流质饮食，后来转为胃切除术后饮食。住院 9d 后出院，包括在重症监护病房 1d。2 周后因左胸切口疼痛再次入院，CT 检查结果提示皮下积液，可疑血肿。经皮引流，培养结果为金黄色葡萄球菌阳性。患者接受抗生素治疗 1 周后出院，耐受减肥饮食后将空肠造瘘管移除。术后行胸部 X 线检查，结果提示左肺膨胀良好，符合预期术后变化（图 24.3）。

讨　论

肠肺瘘是一种罕见的疾病，多数由恶性肿瘤、创伤或术后并发症引起。发生在肺或气道与胸部胃管之间的瘘是食管切除术后众所周知的并发症。GBF 极为罕见。据我们所知，文献报道的由减肥手术并发症引起的病例不足 40 例[2-3]。病理学检查结果提示膈下脓肿，该脓肿由缝钉线渗漏并侵蚀胸膜腔和肺引起。据报道，1 例免

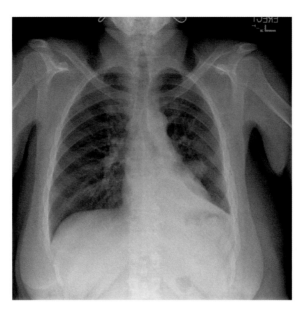

图 24.3　术后 2 周胸部 X 线检查结果显示左肺膨胀良好

疫功能低下患者因侵袭性真菌感染导致自发性 GBF，并接受胸腔窗和胸肌成形术治疗[4]。

　　GBF 是一种严重的并发症，据报道其死亡率为 6%[3]，治疗时极为困难。该瘘很少单独发生，并且与胃袋狭窄[5]或疝有关，例如本例患者。此类患者通常营养不良或患有与病态肥胖症相关的严重合并症（如糖尿病），易导致伤口愈合不良。由于慢性肺部污染和先前的胃瘘，患者会反复出现肺部感染或腹腔脓肿，生活质量差。在处理瘘之前优化患者的营养状况十分重要，除非因败血症或出血需要行紧急手术。如果患者处于严重营养不良状态，术前应考虑行鼻空肠喂养或肠外营养。需要进行的检查应包括专业的营养评估，以及使用造影剂行胸部和腹部 CT 检查以评估瘘的形成。内镜检查有助于了解瘘相对于胃食管交界处的位置，确定待切除胃的范围。支气管镜检查对于确定瘘的位置和待切除肺的范围同样至关重要。

　　GBF 的治疗指南仅基于几例的病例报道，因为这是一种罕见的疾病。文献中报道的最常见的根治性手术包括肺切除术联合胃切除术或胃分流术联合胃空肠吻合术。在包含 36 例减肥手术后 GBF 患者的 11 项研究的系统文献综述中[5]，平均诊断时间为 7.2 个月（1~30 个月）。最常见的减肥手术是袖状胃成形术（n=24），其次是 Roux-en-Y 胃旁路术（n=12），42% 的患者确诊为 GBF 前诊断为胃渗漏。主要临床症状为咳嗽、咳痰和膈下脓肿。20 例患者中，18 例行内镜治疗成功，2 例发生并发症。8 例患者中胃袋狭窄得到充分的内镜治疗；其他 12 例置入支架的患者中，2 例患者接受注射纤维蛋白胶，但是治疗失败，需要手术治疗。所有手术患者（17 例）的瘘均得到成功治愈，其中包括一些严重并发症，1 例患者在吻合口破裂后进行颈部食管造口术。大多数外科患者（14/17）已接受积极的手术治疗，而其余 3 例患者仅接受胸腔或腹腔引流手术治疗。作者的结论是，内镜检查和手术均可有效治疗 GBF，但是后者的并发症更多。我们认为，本研究的病例数量较少，并且手术较为多样性，这妨碍了对 GBF 手术治疗效果的真实评估。在报道的大多数病例中，使用支架进行内镜治疗似乎变化较小，并且容易成功。

法国的一项多中心研究 [3] 分析了 13 例 LSG 术后 GBF 患者，仅 2 例患者未接受手术治疗。11 例患者除了接受胸部手术外，还有 3 例行脾切除术，1 例行全胃切除术，5 例行胃空肠吻合术。8 例患者中，有 6 例被归类为晚期 GBF（LSG 术后大于 30d 出现），需要行肺切除术和膈肌修补或重建术。该研究中无死亡病例，所有患者的 GBF 均完全治愈。

综上所述，GBF 是减肥手术后一种复杂且罕见的并发症，具有较高的死亡率和发病率。可以尝试使用支架进行内镜治疗，但是大多数患者可能需要行胸部或腹部手术以引流复杂的脓肿或行根治性瘘治疗。

（吴哲　译，矫文捷　审）

参考文献

[1] Rebibo L, Dhahri A, Berna P, et al. Management of gastrobronchial fistula after laparoscopic sleeve gastrectomy. Surg Obes Relat Dis, 2014, 10(3):460-467.

[2] Nguyen D, Dip F, Hendricks L, et al. The surgical management of complex fistulas after sleeve gastrectomy. Obes Surg, 2016, 26(2):245-250.

[3] Guillaud A, Moszkowicz D, Nedelcu M, et al. Gastrobronchial fistula: A serious complication of sleeve gastrectomy results of a french multicentric study. Obes Surg, 2015, 25(12):2352-2359.

[4] Janilionis R, Lukoseviciute L, Beisa V, et al. Successful management of gastropulmonary fistula due to invasive fungal infection after chemotherapy and autologous stem cell transplantation: A case report. Acta Med Litu, 2016, 23(3):169-174.

[5] Silva LB, Moon RC, Teixeira AF, et al. Gastrobronchial fistula in sleeve gastrectomy and Roux-en-Y gastric bypass: A systematic review. Obes Surg, 2015, 25(10):1959-1965.

病例 **25**

伪装成食管旁裂孔疝的支气管囊肿

Stephanie G. Worrell, Kiran H. Lagisetty, Rishindra M. Reddy

关键词

- 病例报告
- 支气管囊肿
- 食管旁裂孔疝

引 言

纵隔肿块常因其他原因在影像学检查后被偶然发现，可能会根据大小和位置不同而产生相应症状。支气管囊肿是纵隔中最常见的原发性囊肿，约占所有纵隔肿块的5%~10%。其通常出现在童年时期，可在以后的生活中发现。如果与支气管相互连通，患者可能会出现反复性上呼吸道感染。这些囊肿经常导致并发症，如压迫、感染和咯血，发现时应尽可能切除[1]。

病例汇报

患者女性，62岁，白色人种，因过度劳累导致呼吸急促加重3周，于初级保健医生处接受治疗。过去30年内，患者反复出现上呼吸道感染和咳嗽。除此之外，患者身体健康，否认有烧心或反流病史。CT检查结果显示后纵隔有一较大肿块，初级保健医生怀疑为食管旁裂孔疝，转诊至胸外科进行评估。既往无特殊病史，未见异常体格检查结果。

重新查看患者的原始影像学结果（图25.1），提示食管与邻近结构无明显连接，似囊性，与原来"这是胃的一部分"的解释相反。采用食管钡剂造影检查确定胃肠道是否与后纵隔病变相通。造影结果显示无食管旁裂孔疝的迹象（图25.2）。鉴别诊断主要集中于支气管囊肿或食管囊肿，根据影像学结果提示更有可能是支气管囊肿。进行支气管镜检查后发现隆突处有一个针尖大小的小开口，证实可能是支气管囊肿。肺功能测试结果提示肺功能良好，必要时可行肺叶切除术。

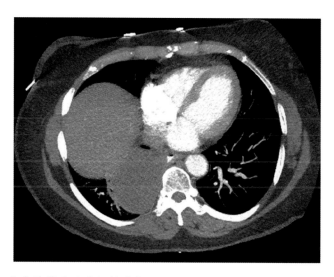

图25.1　胸部CT检查结果显示后纵隔肿块

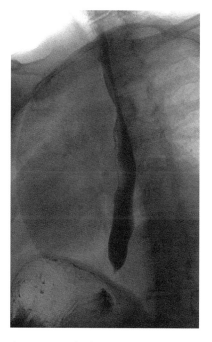

图25.2　术前食管钡剂造影检查结果显示食管腔正常，未见疝

对患者行囊肿切除术，行开胸手术时利用肋间肌瓣覆盖支气管交通处。囊肿与右肺下叶实质呈致密粘连。考虑到囊肿靠近右肺下叶肺门结构，行肺叶切除术可将囊肿完全切除（图 25.3）。囊肿距离食管很近，可以从食管上剥离而不破坏食管壁。术后患者恢复顺利，术后第 4 天出院。最后病理结果证实为良性支气管囊肿。

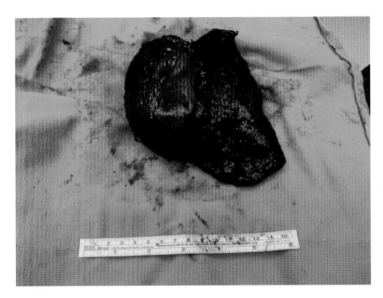

图 25.3　支气管囊肿标本

术后检查时患者咳嗽症状消失，未出现新的呼吸道感染症状。随访时胸部 X 线检查结果显示右侧肺体积下降，与肺叶切除术后的正常 X 线检查结果一致，无其他异常。鉴于病理检查结果提示良性，故未行后续的影像学检查。

讨　论

支气管囊肿可发生在多个部位，最常见的部位是纵隔内，并在下呼吸道与气管、支气管相连；也可见于肺实质[1]，多出现在肺下叶（65%）；也可见于所有肺叶[2]。位于肺实质内的支气管囊肿需要行肺叶切除术。在理想情况下，可以进行非解剖性切除，但是如果无法实施此手术时，可以行节段切除术和肺叶切除术，甚至全肺切除术[2]。

当囊肿被确诊时，应行手术切除，因为其可导致一些轻微或严重的并发症，包括囊肿内的并发症和囊肿附近结构受压引起的并发症，例如气管阻塞、无瘘感染、出血、邻近结构破裂和支气管闭锁[2-3]，发生率为 26%~62%[1-2]。此外，这些囊肿可伴有恶性肿瘤，如腺癌、肉瘤和鳞状细胞癌[1,2,4-5]。

在本病例中，支气管囊肿的位置使初级医生误诊为食管旁裂孔疝。虽然支气管囊肿与食管囊肿不同，但是有时食管囊肿与支气管囊肿之间很难区分。区分囊肿起源是食管而非支气管的因素为粘连程度和食管累及程度，两者的组织学表现不同。当术前诊断不明确时，应该做好两手准备。

（胡冬鑫　译，王功朝　审）

参考文献

[1]　Suen H, Mathisen DJ, Grillo HC, et al. Surgical management and radiological characteristics of bronchogenic cysts. Ann Thorac Surg, 1993, 55:476-481.

[2]　St-Georges R, Deslauriers J, Duranceau A, et al. Clinical spectrum of bronchogenic cysts of the mediastinum and lung in the adult. Ann Thorac Surg, 1991, 52(1):6-13.

[3]　Sarper A, Ayten A, Golbasi I, et al. Bronchogenic cyst. Tex Heart Inst J, 2003, 30(2):105-108.

[4]　Behrend A, Kravitz CH. Sarcoma arising in a bronchogenic cyst. Surgery, 1951, 29:142-144.

[5]　Moersch HJ, Clagett OT. Pulmonary cysts. J Thorac Surg, 1947, 16:179-194.

肺棘球蚴病的外科治疗

Gillian Alex, Christopher W. Seder, Ozuru Ukoha

关键词

- 棘球蚴病
- 棘球蚴
- 肺
- 肺泡
- 病例报告

引 言

棘球蚴病是一种由棘球绦虫引起的人畜共患疾病，其遍布世界各地，但是集中在欧洲、中东和亚洲。此疾病给发展中国家带来了巨大的社会负担和经济负担，最近被世界卫生组织（WHO）列为一种易被忽视的可治疗疾病[1]。本章中，我们报道1例年轻女性患者，其因肺棘球蚴病就诊于美国一所大型医院。

病例汇报

患者女性，35岁，身体健康，出生于乌克兰，最近移民。因慢性咳嗽、咳痰、低热4个月就诊。接受多个疗程的抗生素治疗后症状未缓解。曾有5年吸烟史，就诊前已戒烟。反复进行常规实验室检查，结果均正常，无白细胞增多症。胸部X线检查结果显示左肺下叶有一边界清楚的空洞性病变（图26.1）。胸部CT检查结果显示单发的含液体和空气的囊性结构（图26.2）。对患者行胸部经皮穿刺活检未能确诊。于是将患者转诊至心胸外科，行左侧视频辅助胸腔镜探查。

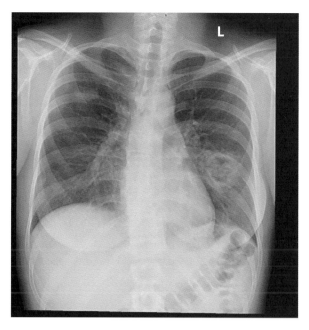

图 26.1　患者胸部 X 线检查结果显示空洞性病变

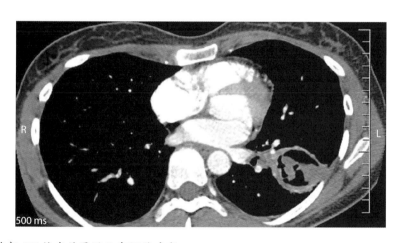

图 26.2　胸部 CT 检查结果显示空洞性病变

　　手术时，患者取仰卧位，使用单腔气管插管诱导全身麻醉。柔性纤维支气管镜检查结果显示左下支气管炎症。使用双腔气管插管分离左肺，患者取右侧卧位。在腋前线第 8 肋间建立一个 12mm 的操作孔，插入 10mm 的 30° 胸腔镜进入胸腔。在腋前线第 5 肋间建立手术切口，并插入一个小型 Alexis 伤口保护器（Applied Medical，Rancho Santa Margarita，CA）。除左肺下叶肿瘤外，胸部其他位置未发现其他病变。游离下肺韧带，暴露外侧基底段肿瘤范围。在肿瘤下方放置一个长弯钳，距肿瘤实质边缘至少 2cm。连续使用 45mm Endo GIA 中 / 厚切割吻合器（Medtronic，Minneapolis，MN）顺利完成肿瘤的完全楔形切除。将肿瘤置于桌面上切开，发现一个厚的、乳脂状、充满脓肿的空腔，内壁附有机化的炎性物质。

　　患者于术后第 1 天拔除胸管出院，未发生并发症。最终的病理检查结果证实是由棘球绦虫感染引起的棘球蚴病（图 26.3a~b）。患者在传染病医院就诊，接受 6 个月疗程的抗蠕虫药阿苯达唑治疗。到目前为止，该患者未出现复发的临床证据。

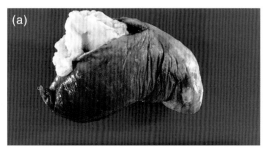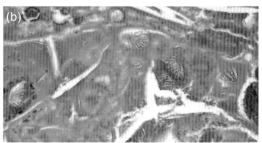

图 26.3　楔形切除术后含囊肿的病理标本

讨　论

　　囊性棘球蚴病在美国相对少见。然而，随着移民人口的增加，所报告的病例数量越来越多。胸外科医生应该熟悉这种疾病的临床表现和治疗方法。其临床表现取决于囊肿的大小和位置，以及是否存在破裂。位于外周的小囊肿（<5cm）通常无症状，偶然在常规影像学检查中可发现。更大且更靠近中央的囊肿可能出现占位效应。棘球蚴病的并发症包括破裂、继发感染和气胸。囊肿破裂通常表现为急性发作性胸痛、发热或咳嗽。囊肿破裂后，必须监测患者的超敏反应，包括荨麻疹到过敏反应。

　　肺棘球蚴病的主要治疗手段是手术治疗。手术的目标是切除囊肿，同时保留肺实质，并避免囊肿内容物溢出。没有可参考的大型系列研究，也没有主要来自世界各地的病例报告组成的大量文献[2]，关于手术治疗的时机、方式或入路，目前尚未达成共识。多数学者认为，因破裂、占位效应或靠近重要结构而出现症状的患者应该接受干预。然而，因为多数棘球蚴病最终会出现症状，因此有学者主张在确诊后进行预防性干预[3]。最重要的手术原则是避免囊肿内容物污染胸腔，因为这可能导致过敏反应或播散。

　　最常见的切除术是剜除术、外囊切除术、囊肿切除术、开放式抽吸术和规范的肺切除术。通过剜除术切除囊肿而保留外囊会增加破裂的风险，因此只能用于较小的囊肿[4]。外囊切除术可以切除整个绦虫囊肿，包括外囊，其优点是可以完全切除所有结构，因此可能减少疾病的复发。然而，由于外囊实际上是宿主的一部分，因此肺实质破裂和漏气的风险同时增加。最常见的手术技术是 Barrett 技术，或称为囊肿切除术，操作步骤包括抽吸液体和切除内囊，其可降低溢出和漏气的风险，但是不会损伤黏附在肺实质上的那层。当存在多个囊肿或单个囊肿且累及大于 50% 的肺叶时，需要行肺叶切除术。当不能明确诊断时，可能需要行楔形切除术，其可用于治疗和诊断。在上述任何手术过程中，在手术部位周围放置高渗盐水浸泡过的纱布或毛巾可以减少术中溢出和污染。

有多种手术技术可用于治疗棘球蚴病。棘球蚴病治疗的中心原则是安全、完全切除，无胸腔内污染。手术入路应根据囊肿的特征和外科医生的经验决定。

（杜文兴　译，矫文捷　审）

参考文献

[1] Budke CM, Casulli A, Kern P, et al. Cystic and alveolar echinococcosis: Successes and continuing challenges. PLoS Negl Trop Dis, 2017, 11(4): e0005477. doi:10.1371/journal.pntd.0005477.

[2] Rossi P, Tamarozzi F, Galati F, et al. The first meeting of the European Register of Cystic Echinococcosis (ERCE). Parasit Vectors, 2016, 9:243. DOI:10.1186/s13071-016-1532-3.

[3] Gottstein B, Reichen J. Hydatid lung disease (echinococcosis/hydatidosis). Clin Chest Med, 2002, 23:397-408.

[4] McManus DP, Zhang W, Li J, et al. Echinococcosis. Lancet, 2003, 362:1295-1304.

病例 27

氟代脱氧葡萄糖高摄取非恶性孤立性肺肿瘤的罕见病例

James B. Hendele, Francis J. Podbielski

 关键词

- 肺骨化症
- FDG-PET
- 肺肿物

引 言

1856 年 Luschka 首次描述了肺骨化症，其最常见于 50~60 岁的男性，由肺间质内的化生骨（包括成骨细胞、破骨细胞和骨髓等成分）形成。本章中，我们报道 1 例肺骨化症（一种良性疾病）患者，PET 检查结果显示氟代脱氧葡萄糖（fluorodeoxy-glucose，FDG）高摄取，目前尚未见此类报道。

肺骨化症不同于其他肺部的良性肿瘤，例如不包含组织骨和骨髓成分的肺钙化，以及由肺固有组织成分组成的错构瘤。肺骨化症通常在尸检时确诊，在生活中往往不会引起症状。充血性心力衰竭或二尖瓣狭窄时，通常存在反复肺损伤病史，如肺炎、炭末沉着病、纤维化和水肿。对已发表的最大的尸检系列研究进行回顾性分析后发现，每 1 000 例受试者中有 1.63 例肺骨化症患者[1]。

已发表文献中，确实存在生活中诊断为肺骨化症的零星报告。在临床表现为呼吸急促和气胸患者中可发现有症状的肺骨化病变，在结直肠癌转移区域内可发现无症状病灶。即使存在广泛的疾灶，病变也均为良性[2-4]。

病例汇报

患者男性，69岁，转诊至我院胸外科，在获得筛查的X线检查结果评估其体重减轻病史后，CT检查结果显示左肺上叶存在可疑病变，病变大小为9.0cm×4.1cm×2.7cm，在PET检查结果中呈18F-FDG高摄取，最大标准摄取值为5.7（图27.1）。患者病史显著，有吸烟史（每年40包），2003年经左乳内动脉通路行冠状动脉旁路移植术。无充血性心力衰竭或肺纤维化症状。

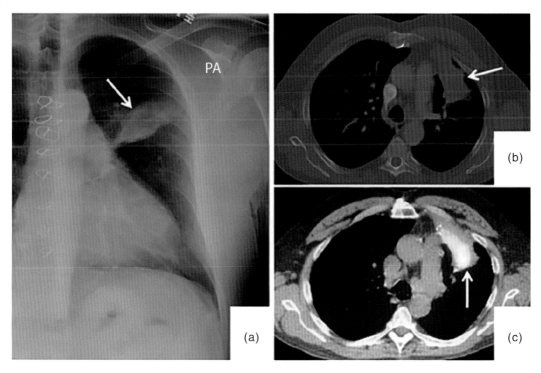

图27.1　胸部初始的放射学检查：（a）X线检查结果显示左肺上叶巨大肿块，边缘模糊，边界不清（箭头示）；（b）胸部CT检查结果显示质地均匀、毗邻壁层胸膜的前上叶软组织肿块，边界不规则（箭头示）；（c）PET检查的18F-FDG高摄取提示不除外肺恶性肿瘤（箭头示）

病变经支气管活检后结果显示肺组织（伴有组织骨和骨髓），没有癌的证据。根据目前对孤立性肺结节治疗的建议，通过保留肌肉的左侧开胸术行左肺上叶切除术可切除病变[5]，从乳内动脉蒂分离病变具有挑战性。患者术后恢复顺利，于术后第11天出院。该患者术后确实出现声音嘶哑和左侧声带麻痹，此最有可能继发于从左乳内动脉蒂分离肺实质的过程中对喉返神经的牵拉。

标本的最终病理结果提示成骨化生，其中1个左肺上叶细支气管内有三系造血成分，没有癌的证据（图27.2）。

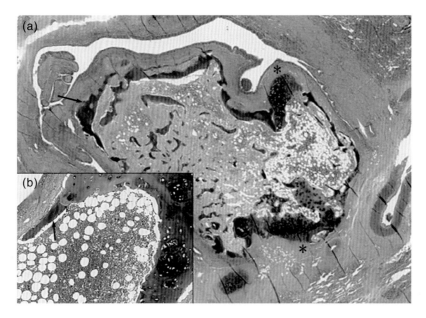

图 27.2　（a）标本的苏木精 – 伊红染色结果显示肺骨化和骨髓成分堵塞段支气管的管腔（注意，支气管周围存在透明软骨板，用星号标记；箭头标记板层骨，也存在梭织物）。支气管腔内可见活跃的骨髓成分和脂肪细胞（放大倍数 ×40）。（b）具有脂肪细胞和活性骨髓成分的骨化肿瘤，以及板层骨（箭头示）和透明软骨（星号示），放大倍数 ×100

讨　论

我们报告了 1 例在生活中被诊断为无症状肺骨化症的罕见病例。文献回顾显示，目前只有描述这种现象的病例报道，并且通常在尸检标本中被发现。

树状肺骨化症表现为在间质和肺泡隔内具有骨刺的分支结构，通常含有骨髓成分，肺泡完整。该过程常与肺限制性疾病和纤维化相关。结节状肺骨化症比树状肺骨化症更常见。后者的病变更为致密，边缘光滑，并且肺泡腔内有骨形成，通常不含有骨髓成分。相关疾病包括充血性心力衰竭和肺泡出血。每种亚型均由具有成骨细胞或破骨细胞活性的成熟板层骨组成[6]。

弥漫性肺骨化症由组织损伤引起的多种因素所致。肺泡出血导致金属（通常是铁）在间质中沉积，进而吸引多核巨细胞聚集。这种环境可促进肺泡壁的炎症、纤维化和玻璃样变。碱性环境可促进钙盐沉淀、碱性磷酸酶和转化生长因子 – β（TGF– β）的活性。这反过来又促进成骨细胞的活性，以及 II 型胶原、蛋白多糖和纤连蛋白的生成，并且可能通过 TGF– β 与骨形态发生蛋白的结构相似性促进成骨细胞增殖[7]。假设该患者的肺骨化症是由冠状动脉旁路移植术时的初始损伤所致，手术过程中左肺上叶的意外损伤可导致肺泡出血，进而引发级联效应，从而导致肺骨化症的形成。

　　孤立性肺结节的治疗是一个老生常谈的话题，具有详细、系统和广为人知的治疗指南。布鲁克大学癌症预测模型为本例患者确定 60%~67% 的病变为癌症的可能性。此外，美国胸科医师学会关于孤立性肺结节的治疗指南建议对任何大于 8mm 的结节进行切除。如果可能的话，应通过术前活检降低临床的高度怀疑，特别是对于本例患者，术前病理学检查结果和 PET 检查结果提示相互矛盾的肿瘤生物学结果。此外，对于有肺损伤病史的患者，例如既往手术中发生医源性损伤，更应高度怀疑肺骨化症，如本例患者。

（吴哲　译，矫文捷　审）

参考文献

[1] Lara JF, Catroppo JF, Kim DU, et al. Dendriform pulmonary ossification, a form of diffuse pulmonary ossification: Report of a 26-year autopsy experience. Arch Pathol Lab Med, 2005, 129(3): 348-353.

[2] Gielis JF, Luijks M, Nagels J, et al. Pulmonary ossifications seen centrally in a lung tumor. Ann Thorac Surg, 2012, 93(6): e153-e154.

[3] Gielis J, Torfs M, Luijks M, et al. Nodular pulmonary ossifications in differential diagnosis of solitary pulmonary nodules. Eur Respir J, 2011, 37(4): 966-968.

[4] Fernandez-Fernandez FJ, Durana-Tonder C, Bello-Peón MJ, et al. Pulmonary ossification: An unusual incidental finding of a transthoracic CT guided needle biopsy of a lung lesion. Postgrad Med J, 2010, 86(1021):682-683.

[5] Gould MK, Donington J, Lynch WR, et al. Evaluation of individuals with pulmonary nodules: When is it lung cancer? Diagnosis and management of lung cancer, 3rd ed: American College of Chest Physicians evidence-based clinical practice guidelines. Chest, 2013, 143(5 Suppl): e93S-e120S.

[6] Desai HM, Amonkar GP. Florid bronchial cartilage ossification: A case report with literature revisited. Am J Forensic Med Pathol, 2013, 34(2):125-126.

[7] Konoglou M, Zarogoulidis P, Baliaka A, et al. Lung ossification: an orphan disease. J Thorac Dis, 2013, 5(1): 101-104.

合并异常静脉回流的叶内型肺隔离症

Julia Coughlin, Christopher W. Seder

 关键词

- 叶内型支气管肺隔离症
- 先天性肺畸形

引 言

支气管肺隔离症（bronchopulmonary sequestration，BPS）是一种罕见的先天性畸形，发育异常时可导致病变肺节段与正常肺支气管树失去交通，继而失去通气换气的功能[1]。隔离肺的血流灌注来自异常动脉供血[2]。叶内型肺隔离症指隔离肺与邻近正常肺组织一样位于脏层胸膜内，通常表现为反复感染；叶外型肺隔离症具备自身胸膜且与正常肺组织相隔，通常在婴幼儿期出现症状而被诊断[1,3]。本章中，我们报道一例叶内型肺隔离症患者，其静脉回流并非肺静脉，而是半奇静脉，行胸腔镜肺叶切除术后治愈。

病例汇报

患者女性，33岁，伊朗人，患有葡萄糖-6-磷酸脱氢酶缺乏症，两周前出现发热、咳嗽、气短、左侧胸痛。否认吸烟史、传染病接触史、近期旅行史、结核暴露史。体格检查结果提示无发热，听诊时可闻及双肺呼吸音清。实验室检测结果显示无白细胞增多。胸部X线检查结果显示左下肺野阴影，临床诊断时考虑肺炎，遂给予抗菌药物治疗。胸部CT检查结果显示BPS，其两支异常供血动脉发自胸主动脉，静脉回流至半奇静脉（图 28.1a~b）。术中探查时发现隔离肺位于左肺下叶脏层胸膜内，静脉回流进入半奇静脉。于胸腔镜下行左肺下叶切除（图 28.2），逐一游离、暴露动静脉血管，使用 Endo GIA 切割吻合器缝合。术后病理检查结果证实为 BPS 伴坏死性肉芽肿性炎。患者于术后第 2 天顺利出院，无术后并发症，随访至今未再出现肺部感染。

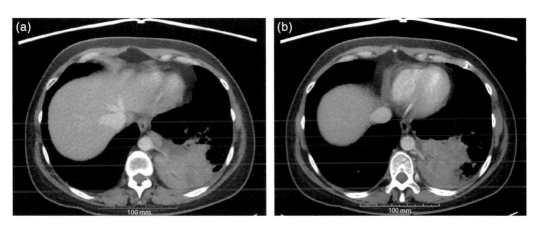

图 28.1　（a）胸部 CT 检查结果显示一支供血动脉发自胸主动脉；（b）胸部 CT 检查结果显示一支供血动脉及异常静脉回流至半奇静脉

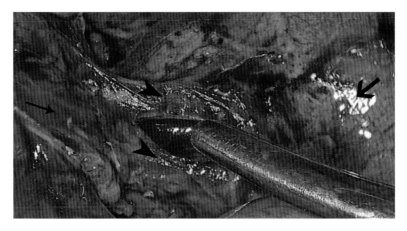

图 28.2　术中视图，箭头示两支供血动脉（粗箭头指示主动脉，细箭头指示左肺，三角箭头指示供血动脉）

讨　论

　　支气管肺隔离症较罕见，占肺先天性畸形的 0.15%~6.4%[2]，其中叶内型约占 75%，其余为叶外型[2]。已经提出多种胚胎学理论来解释肺隔离症的发病，包括发育失衡、血管发育不良、感染引发的获得性病理学改变及血管诱导理论[3]。其中，最受推崇的理论是这样解释的：妊娠第 4~8 周时原始肺芽尾部出现多余副肺芽，副肺芽与食管一起随前肠发育向尾侧迁移。如果副肺芽先于胸膜发育，则导致自身失去独立胸膜隔离，被后期发育形成的脏层胸膜一并包裹于正常肺叶内，则形成叶内型肺隔离症。如果胸膜先期发育，原始肺芽和副肺芽表面分别形成脏层胸膜而彼此隔离，则形成叶外型肺隔离症[3]。

约 66% 的叶内型肺隔离症发生在左肺下叶，绝大多数位于后基底段，本病例正是如此[2]。通常叶内型肺隔离症的血供起自胸主动脉，通过肺静脉回流。与叶内型肺隔离症相比，约 90% 的叶外型肺隔离症发生在左肺，于新生儿期发病[2]。这类患儿往往合并食管、血管或肠道的先天性畸形。约半数的叶外型肺隔离症合并膈肌缺损，出现膈膨升、膈疝等[2]。叶外型肺隔离症的血供通常起自胸主动脉，10%~15% 起自腹主动脉[1]，静脉回流时一般通过腔静脉、奇静脉或半奇静脉汇入体循环[2]。

胸部 X 线检查和 CT 检查属于无创检查，有助于诊断肺隔离症。本例患者的胸部影像学检查结果表现为典型的叶内型肺隔离症，即左肺下叶后基底段内侧缘炎症。然而，CT 增强扫描结果显示的动脉供血和静脉回流却常见于叶外型肺隔离症，致使诊断不明。Savic 等人对叶内型 / 叶外型肺隔离症的特点进行对比分析，发现叶外型肺隔离症的静脉回流变异更多。95% 以上的叶内型肺隔离症通过肺静脉回流，其余少数情况下通过奇静脉（1%）、半奇静脉（1%）、下腔静脉（1%）、上腔静脉（0.75%）或肋间静脉（0.75%）回流[2]。尽管多数叶外型肺隔离症通过上腔静脉回流，但是所纳入 133 例叶外型肺隔离症患者中，52 例通过其他静脉通路回流，如半奇静脉（15%）、肺静脉（8%）、下腔静脉（4%）、奇静脉（3%）、门静脉（3%）、肋间静脉（0.75%）、肾上静脉（0.75%）[2]。因此，影像学检查仅用于辅助诊断，只有行外科手术探查才能作出最精准的判断。

后外侧切口开胸手术是传统的手术切除方式，胸腔镜微创手术被公认为安全、可行的替代方案。有研究对比了胸腔镜微创手术和后外侧切口开放手术治疗肺隔离症的疗效，该研究共纳入 42 例患者，结果显示两者在手术时间、出血量、术后住院时间、并发症发生率等方面无显著差异[4]。另外，Sihoe 等人报道了首例单孔胸腔镜肺叶切除术治疗叶内型肺隔离症，术中处理了 3 支异常动脉，并且切除了右肺下叶[5]。这两项报道的作者都强调了术前影像学检查的重要性，有助于游离、暴露并预判和辨识异常血管，避免发生致命性大出血。胸腔镜微创手术替代开胸手术用于治疗肺隔离症是可行的、安全的，技术熟练且经验丰富的外科医生仍在不断地探索更加微创的手术方法。

　　综上所述，我们报道了 1 例以肺部感染表现为主的叶内型肺隔离症。该病例的特殊性在于，其回流静脉为少见的半奇静脉。对患者行胸腔镜左肺下叶切除术，术中探查时得以确诊，通过手术切除肺叶完成治疗。辨识此类罕见解剖变异对于肺隔离症的手术治疗至关重要。

（冯振　译，王功朝　审）

参考文献

[1]　Landing BH, Dixon LG. Congenital malformations and genetic disorders of the respiratory tract (larynx, trachea, bronchi, and lungs). Am Rev Respir Dis, 1979, 120:151.

[2]　Savic B, Birtel FJ, Tholen W, et al. Lung sequestration: Report of seven cases and a review of 540 published cases. Thorax, 1979, 34:96-101.

[3]　Correia-Pinto J, Gonzaga S, Huang Y, et al. Congenital lung lesions: Underlying molecular mechanisms. Semin Pediatr Surg, 2010, 19:171.

[4]　Liu C, Pu Q, Ma L, et al. Video-assisted thoracic surgery for pulmonary sequestration compared with posterolateral thoracotomy. J Thorac Cardiovasc Surg, 2013, 146:557–561.

[5]　Sihoe AD, Luo Q, Shao G, et al. Uniportal thoracoscopic lobectomy for intralobar pulmonary sequestration. J Cardiothorac Surg, 2016, 11:27.

表现为孤立性肺结节的肺犬恶丝虫病

Mathew Thomas

 关键词

- 肺部感染
- 线虫
- 肺部
- 恶丝虫
- 肺部结节

引 言

　　肺线虫感染疾病是众所周知的疾病，世界各地均有报道。能够感染肺部的寄生虫是多种多样的，由于寄生虫具有地方性，所以有一些种类的寄生虫更为常见。肺犬恶丝虫病是一种罕见的动物源性的丝虫传染病，常被误诊为肺部恶性肿瘤。本章中，我们描述1例罕见的、以肺部表现为实性结节的肺犬恶丝虫病患者。

病例汇报

　　患者女性，50岁，有吸烟史（每年35包），随访时因右肺下叶约6mm结节行CT检查，结果显示左肺下叶胸膜基底部有一大小约2.4cm×2.0cm的新发病变（图29.1）。与4年前的胸部CT检查结果对比，可见当时左肺下叶并无结节，右肺下叶结节较前无变化。PET结果呈阴性。除此之外，患者的健康状况良好，肺功能测试结果正常。CT引导下肺穿刺活检结果提示大部分为坏死组织，纤维组织稀少，不能排除坏死肿瘤。

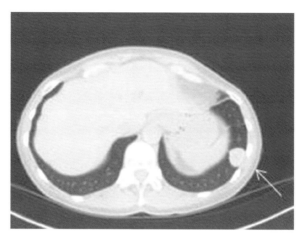

图 29.1　胸部 CT 检查结果显示左肺下叶孤立性肺结节（箭头示）

　　由于存在恶性肿瘤的可能性，细胞学检查无法明确诊断，所以建议行诊断性胸腔镜辅助肺楔形切除术。如果术中冰冻切片检查结果提示为恶性肿瘤，应立即行左肺下叶切除术。

　　术中极易发现病变位置，结节与周围肺组织、膈肌和后壁层胸膜有致密粘连。粘连松解后行楔形切除术，切缘为阴性。冰冻切片检查结果显示为良性病变，病变中央坏死，周围有组织细胞，伴有肉芽肿性炎。镜下可见切缘未被累及，因此未行肺叶切除术。术后患者恢复良好，术后第 2 天出院。最终病理检查结果证实为犬恶丝虫病，显微镜下可见死亡的幼虫碎片（图 29.2）。

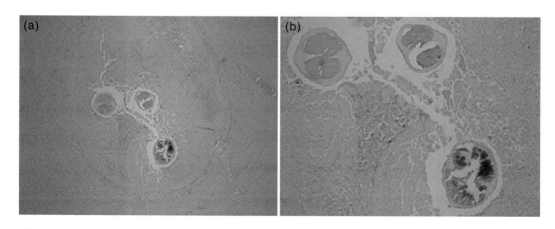

图 29.2　显微镜下可见犬恶丝虫幼虫死亡的碎片：（a）低倍镜；（b）高倍镜

讨　论

　　恶丝虫属包含 40 多种亚丝虫属，已知仅两种亚属可传染人类，即匐行恶丝虫属和犬恶丝虫属。犬类是犬恶丝虫的主要宿主，故又称为犬心丝虫或犬虫，在美洲大陆人类感染犬恶丝虫的报道多于匐行恶丝虫，世界其他地方则恰恰相反[1]。犬心丝虫因成虫主要居住在犬类的右心室和肺动脉而得名。犬恶丝虫病在美国的东部和东南部各州更加流行[2]。

犬恶丝虫通过蚊虫叮咬从犬类传播给人类。如果将幼虫注射到皮下组织，其通常会死亡，并可能出现局部反应。如果将幼虫直接注射到血流中或在皮下组织中存活，其将会运送至心脏，最终死亡并可能形成肺栓子。一旦进入肺部，这些幼虫可能引起梗死或中央坏死的密集肉芽肿性炎。病变在胸片上呈现为边缘清晰的周围硬币影，或在 CT 影像上呈现为实性结节，极易误诊为肿瘤。PET 检查对于疾病诊断是模糊的，其结果可能为无活性（正如本例患者）或轻度代谢活性[3]。由于结节主要由坏死组织组成，所以穿刺活检通常不能确诊。楔形切除术活检作为最明确的诊断方法，显微镜下可见包裹的寄生虫。本例患者存在致密的血管化胸膜粘连，其他学者也有过类似报道，其中 1 例患者出现大量出血，需要再次行手术治疗。

犬恶丝虫病可以通过酶联免疫吸附试验检测 Df- 特异性抗体来获得诊断，但是这种检测并非可以广泛应用。肺部病变对多数患者而言不会引起任何症状，目前尚无可推荐的治疗方案用于治疗感染犬恶丝虫的无症状患者。在大量感染肺犬恶丝虫的患者中，少数患者可出现与寄生虫在血液中死亡或肺梗死相关的非特异性症状，例如咳嗽、胸痛、发热和咯血[2]。

总而言之，虽然肺犬恶丝虫病较罕见，但是当患有肺部孤立性结节的患者来自该病流行地区时，需要考虑此病的鉴别诊断。

（付洪浩 译，王功朝 审）

参考文献

[1] Dantas-Torres F, Otranto D. Dirofilariosis in the Americas: A more virulent Dirofilaria immitis? Parasit Vectors, 2013, 6(1):288.

[2] Asimacopoulos PJ, Katras A, Christie B. Pulmonary dirofilariasis. The largest single-hospital experience. Chest, 1992, 102(3):851-855.

[3] Stone M, Dalal I, Stone C, et al. 18-FDG uptake in pulmonary dirofilariasis. J Radiol Case Rep, 2015, 9(4):28-33.

先天性膈疝合并叶外型肺隔离症

Kate Gallo, Gillian Alex, Christopher W. Seder

关键词

- 叶外型肺隔离症
- 先天性膈疝
- 肺畸形
- 先天性异常
- 腹腔动脉

引 言

支气管肺隔离症（bronchopulmonary sequestration，BPS）是一种罕见的肺畸形，占所有先天性畸形的 1%~6%[1-2]。根据定义，BPS 是无功能肺组织的一部分，与气管支气管树缺乏交通，并且有异常的体循环动脉血流入[1-3]。肺隔离症分为无胸膜内衬的叶内型肺隔离症和有胸膜内衬的叶外型肺隔离症（extralobar pulmonary sequestration，EPS）。EPS 通常与其他畸形相关，并且与先天性膈疝有关[4-6]。这两种异常之间的关系仍不完全清楚。本章中，我们报道了 1 例并发先天性膈疝和 EPS 的男性患者（45 岁），行腹腔镜膈疝修补术联合肺隔离症切除术治疗。

病例汇报

患者男性，45 岁，无吸烟史，主诉食物卡在胸中部、餐后腹部和左胸部疼痛明显、恶心、早饱、餐后呕吐和呼吸困难。既往曾患高脂血症和幽门螺杆菌胃炎，并接受治疗。患者是耶和华见证人，拒绝接受血液检测。胸部 – 腹部 – 盆腔 CT 检查结果显示病灶多数为钙化的左侧肺隔离症，伴有中度至重度的膈疝。隔离区的动脉血供来源于腹腔干，向头侧走行进入胸部（图 30.1~ 图 30.4）。

将患者送往手术室进行膈疝和 BPS 修复。经腹腔镜检查腹部，可见左膈疝似乎起源于左膈肌的中后肌腱部分，并且与食管裂孔完全分离。解剖疝的边缘，减少内容物，将其与下方的肺结构分离。继续解剖，将腹部内容物从胸腔游离。由于隔离区位于后部，故无法充分暴露。关闭腹腔镜操作孔，行左前外侧开胸术，将隔

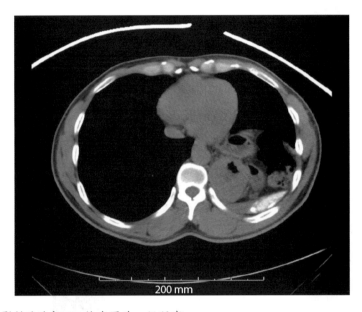

图 30.1　无造影剂的胸部 CT 检查图片，纵隔窗

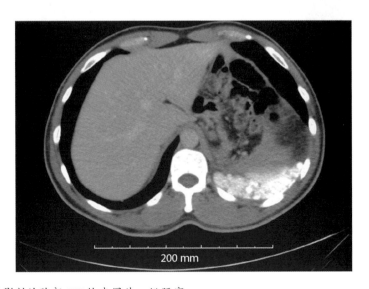

图 30.2　无造影剂的胸部 CT 检查图片，纵隔窗

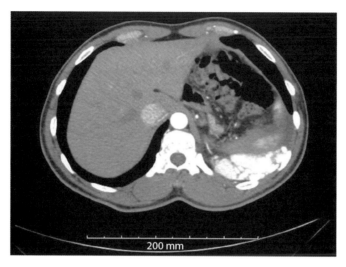

图 30.3　使用Ⅳ型造影剂的胸部 CT 检查图片

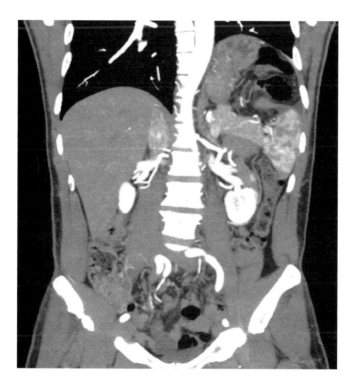

图 30.4　使用Ⅳ型造影剂的胸部 CT 检查图片

离区与其他有胸膜内衬的肺组织明显分离，可确诊为 EPS。使用 Endo GIA 血管切割吻合器从腹腔干离断动脉血管，主要使用永久性缝线间断缝合和修复膈肌缺损。膈食管韧带无断裂，无须进行胃底折叠术。患者于术后第 2 天出院，术后病情平稳。

讨 论

成人罹患两种先天性异常的情况非常罕见。先天性膈疝（congenital diaphragmatic hernias，CDH）通常在妊娠期间通过产前超声诊断[5]，由膈肌发育不良或肌化所致[4-5]，常见于左后外侧位（Bochdalek 疝）[4]。因膈肌发育不良导致腹部脏器进入胸部时，可引起呼吸困难、胸痛和呕吐等症状[5]。对于本例患者，当调查其症状性膈疝时发现了 EPS。根据 Savic 及其同事对 540 例肺隔离症患者的分析，27.6% 的 EPS 病例可并发膈疝[3]。虽然文献中描述两者存在相关异常，但是并无明确的证据表明两者同步发展。

肺隔离症的总体发病率很低，仅占所有肺异常的 0.15%~6.4%[3]。在两种肺隔离症（叶内型和叶外型）中，叶外型最不常见，仅占肺隔离症的 19%[1]。BPS 的病因尚不清楚，这使得了解该疾病与其他胸内异常的关系变得困难。有两种理论用于解释 EPS 的发展，第一种理论认为胚胎肺芽与正常发育的肺组织分离从而形成分离的胸膜[6]，第二种理论涉及前肠芽形成的异常[6]。然而，这两种理论都不能解释 CDH 和 EPS 之间的关系。

当发现先天性异常时，应高度怀疑可能存在其他异常。先天性异常常于成年期发现，诊治成年人的医生应始终具备产前和儿科病理学的应用知识。

（吴哲 译，矫文捷 审）

参考文献

[1] Alsumrain M, Ryu JH. Pulmonary sequestration in adults: A retrospective review of resected and unresected cases. BMC Pulmonary Med, 2018, 18:97.

[2] Polaczek M, Baranska I, Szolkowska M, et al. Clinical presentation and characteristics of 25 adult cases of pulmonary sequestration. J Thorac Dis, 2017, 9(3):762-767.

[3] Savic B, Birtel FJ, Tholen W, et al. Lung sequestration: Report of seven cases and review of 540 published cases. Thorax, 1979, 34:96-101.

[4] Harris K. Extralobar sequestration with congenital diaphragmatic hernia: A complicated case study. Neonatal Network, 2004, 23(6):7-24.

[5] Kawamura N, Bhandal S. Coexistent congenital diaphragmatic hernia with extrapulmonary sequestration. Can Respir J, 2016, 2016:1460480.

[6] Arslanian A, Leflour N, Hernigou A, et al. Complex extralobar sequestration in a 24-year-old woman. Ann Thorac Surg, 2003, 76:2077-2078.

病例 31

肺原发性胶样癌

John Hallsten, Adrian E. Rodrigues, Wickii T. Vigneswaran

 关键词

- 胶样癌
- 原发性肺癌

引 言

肺胶样癌是一种非常罕见的肺腺癌，有多种不同的名称，包括"黏液性囊腺瘤""黏液囊性肿瘤"和"囊性黏液腺癌"。大体上，这种肿瘤大小为 1~15cm，通常呈单房或多房、凝胶状和黏液样。在显微镜下这些肿瘤呈稀疏的固体，如果不使用显微镜，则有时可能无法识别。多数肿瘤常以黏蛋白池的形式出现，其中漂浮着肺泡碎片和产生黏液的肿瘤细胞[1]。原发性胶样癌的处理包括恰当的分期及手术切除。本章中我们分享一例罕见的右肺中下叶巨大胶样癌被成功切除的病例。

病例汇报

患者男性，55 岁，患有慢性肾功能不全，评估是否可以进行肾移植时偶然发现右肺肿块（图 31.1），随后转诊至一家医疗机构的胸外科。CT 检查结果显示右肺下叶肿物，边界清，大小约 12.4cm × 12.5cm × 9.3cm。鉴别诊断包括支气管囊肿、肺隔离症、原发性肺肿瘤、肺不张、慢性感染或真菌病。MRI 检查结果显示右肺下叶肿块为高 T2、低 T1 信号，轴位大小约 11.8cm × 9.4cm，头尾位大小约 13.1cm，其中可见大量分隔，肿物延伸至右肺门和隆突下区域，普通扫描时未见侵犯心包。

经多学科肿瘤委员会讨论，如果患者愿意后续行肾移植手术，则建议行肺肿块切除术（图 31.2）。

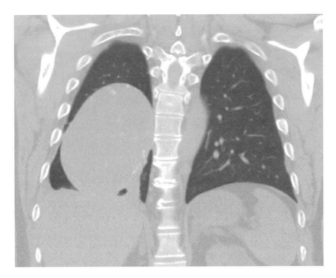

图 31.1　胸部影像结果显示右侧胸腔内有一个界限清楚的巨大肿块

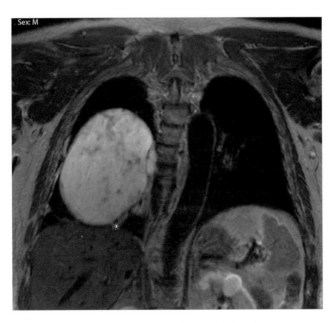

图 31.2　胸部 MRI 检查结果显示右肺下叶可见一个巨大肿块，高 T2、低 T1 信号和大量分隔

　　术前支气管镜检查结果显示中间支气管明显狭窄，支气管内病变与肿瘤相符，提示肿瘤累及右肺下叶和右肺中叶。根据支气管镜结果提示，为了完全切除肿瘤，需要行联合肺叶切除术。根据 CT 检查结果显示的肿瘤血管性质制订处理肺门血管

的手术方案。考虑到肿瘤大小，开胸手术可能不可避免，但是微创机器人技术仍然有利。手术开始时行达芬奇机器人手术处理肺门血管，暴露并分离下肺静脉。由于肿瘤体积巨大，腔镜下无法暴露肺动脉，故转为开放手术，在开胸后行标准肺叶切除联合纵隔淋巴结清扫术。切除的大体标本大小为 21.2cm×15.2cm×6.5cm，边界清，肿瘤大小为 15.5cm×12.2cm×6.5cm，可见胶状肿块侵入支气管。组织学检查结果显示黏蛋白池，免疫组织化学染色结果显示 CK7 和 CDX2 阳性，细胞角蛋白20（CK20）和甲状腺转录因子−1 阴性。病理检查结果提示肺胶样癌，无淋巴结转移。

术后患者出现肠梗阻，肌酐短暂升高，由于尿量充足，故无须干预。患者于术后第9天出院，6个月后复查结果显示肿瘤无复发，考虑下一步行肾移植手术（图31.3）。

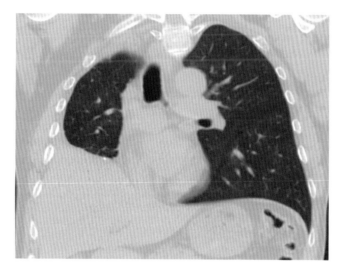

图 31.3　手术切除后 6 个月的胸部影像学检查图片

讨　论

肺胶样癌是一种非常罕见的原发性肺肿瘤，与发生于其他部位的胶样癌相似。该肿瘤通常好发于乳腺组织或胃肠道[2]，由于其在其他部位的发病率较高，故确定肺肿瘤是否为远处转移尤为重要。

肺胶样癌有两种不同临床病理和免疫表型的类型：（1）杯状细胞型，表现出更消极的临床特点，并且经常同时表达肠道和肺的分化标志物；（2）印戒细胞型，更具有侵袭性，仅表达肺的分化标志物。从形态学和免疫组织化学染色的角度考虑，两者很容易与黏液性细支气管肺泡癌区分。由于杯状细胞型的 CDX2、MUC2 和CK20 呈强阳性染色，因此其与转移性结直肠癌的鉴别诊断非常具有挑战性，需要结合临床表现综合考虑。杯状细胞型肺胶样癌呈惰性生长，而印戒细胞型肺胶样癌生长活跃[3]。

对于本例患者，由于可能需要进行肾移植手术，排除肺肿瘤为转移瘤尤为重要。免疫组织化学染色结果显示 CK7 和 CDX2 均呈阳性，提示该肺胶样癌呈惰性生长[3]。尽管如此，该患者仍然需要进行定期监测，因为杯状细胞型的 CDX2、MUC2 和 CK20 均呈强阳性，与转移性结直肠癌的鉴别诊断非常具有挑战性[4]。

据我们所知，本病例是文献记载中最大的肺胶样癌之一[5]，肿瘤的最大直径为 15.5cm。本病例在很多方面都非同寻常，表现出一种前所未有的潜在特点，即一种很罕见的肿瘤，尽管其体积很大，但是却未表现任何肺部症状，虽然肿瘤直接播散导致多个肺叶受累，但是无任何淋巴结转移[6]。

（徐正新　译，王功朝　审）

参考文献

[1] Moran CA, Hochholzer L, Fishback N, et al. Mucinous (socalled colloid) carcinomas of lung. Modern Patho, 1992, 5(6):634-638.

[2] Ou SH, Kawaguchi T, Soo RA, et al. Rare subtypes of adenocarcinoma of the lung. Exp Rev Anticancer Ther, 2011, 11(10):1535-1542.

[3] Rossi G, Murer B, Cavazza A, et al. Primary mucinous (so-called colloid) carcinomas of the lung: A clinicopathologic and immunohistochemical study with special reference to CDX-2 homeobox gene and MUC2 expression. Am J Surg Pathol, 2004, 28(4):442-452.

[4] Zenali MJ, Weissferdt A, Solis LM, et al. An update on clinicopathological, immunohistochemical, and molecular profiles of colloid carcinoma of the lung. Human Pathol, 2015, 46(6):836-842.

[5] Gao ZH, Urbanski SJ. The spectrum of pulmonary mucinous cystic neoplasia: A clinicopathologic and immunohistochemical study of ten cases and review of the literature. Am J Clin Pathol, 2005, 124(1):62-70.

[6] Masai K, Sakurai H, Suzuki S, et al. Clinicopathological features of colloid adenocarcinoma of the lung: A report of six cases. J Surg Oncol, 2016, 114(2):211-215.

病例32

肺毛霉菌病与表皮葡萄球菌合并感染

Albert Pai, Kalpaj R. Parekh, Evgeny V. Arshava

 关键词

- 肺毛霉菌病
- 毛霉菌病合并感染
- 肺切除术治疗毛霉菌病

引　言

　　毛霉菌病通常与免疫抑制状态、恶性肿瘤活跃、糖尿病失控和铁超载有关[1]。血液系统恶性肿瘤患者中，毛霉菌病最常见于肺部。由于毛霉的血管侵袭性，与肺部感染延迟诊断和治疗相关的总死亡率为70%~80%[2-3]。

病例汇报

　　男性患者，80岁，有糖尿病和慢性淋巴细胞白血病（chronic lymphocytic leukemia，CLL）病史，因咳嗽、咳痰及少量咯血1个月行抗生素治疗无效而入院。入院前1个月于门诊行CT检查，结果显示右肺总体外观正常，无局灶性浸润或肿块（图32.1a）。入院时胸部CT检查结果（图32.1b~c）显示右肺上叶（right upper lobe，RUL）有一个增大的空洞，病变进展迅速。对患者RUL行支气管镜检查和支气管肺泡灌洗，并提交样本行微生物染色和培养实验。结果表明，样本中的真菌菌丝与毛霉菌相符，革兰氏阳性球菌与葡萄球菌相符。因担心肺血管侵犯而行紧急肺叶切除术。

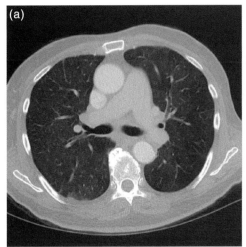
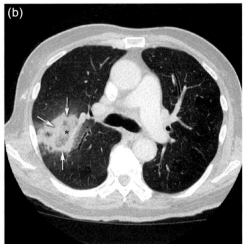
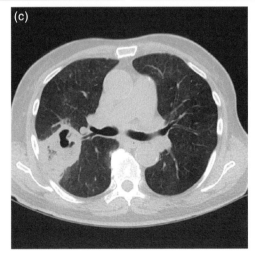

图 32.1 （a）初次胸部 CT 检查结果未见局灶性浸润；（b）1 个月后胸部 CT 检查结果显示右肺上叶浸润并有"反向晕"征（星号示中心磨玻璃影，箭头指向外围实变）；（c）1 周后胸部 CT 检查结果显示先前磨玻璃阴影区域迅速形成空洞

　　经第 5 肋间隙行保留右侧前锯肌的标准术式后外侧开胸手术。虽然 RUL 与胸壁无粘连，但是在肺门部有明显的炎性改变。RUL 中央有一个坚硬的、可触及的肿块，大小为 5.8cm×8.0cm（图 32.2）。下肺静脉中可见异常中叶静脉，除此之外，分割支气管血管结构或裂隙时无异常。

　　病理标本上可见广泛的肺实质坏死，伴有毛霉菌病和表皮葡萄球菌混合感染。患者康复后无任何不良反应，术后 24d 出院。先行氨苄西林 – 舒巴坦和两性霉素 B 脂质体（2 周）治疗，随后进行泊沙康唑治疗 2 周。随访 6 个月，患者恢复正常活动，咯血症状消退，胸部 CT 检查结果显示剩余的肺实质外观正常。

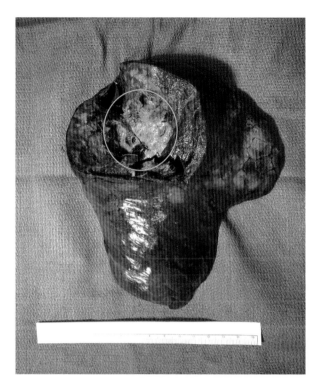

图 32.2　右上肺叶切除术后标本呈空洞样病变（圆圈内示）

讨　论

　　毛霉菌病曾被称为接合菌病，是一种机会性真菌感染，通常可影响存在免疫抑制、糖尿病、恶性肿瘤活动期和铁超载状态的患者[1,3]，在无诱因的患者中很少见。由于肺单核细胞和多形核吞噬细胞是抵御毛霉菌病的主要防御细胞，故中性粒细胞减少者易感染此病。该疾病共有 5 种临床分型：鼻脑型、胃肠型、播散型、皮肤型和肺毛霉菌病，后者是免疫受损宿主发病和死亡的最常见原因[3]。真菌孢子通过吸入进入气道，导致支气管疾病或肺炎性疾病迅速发展。

　　肺毛霉菌病的典型表现包括对广谱抗生素无效的发热、咳嗽、胸膜炎性胸痛、迅速进行性呼吸困难和咯血等非特异性症状，这使得该病菌感染很难与其他病原体感染区分。约 30% 的肺部感染与细菌性肺炎有关，这可能进一步混淆诊断和延误治疗。该疾病可导致真菌败血症、呼吸衰竭或咯血等致命的临床病程[2]。咯血的发病机制与菌丝侵袭支气管和血管并最终形成血管血栓和组织坏死有关[3-4]。众所周知，菌丝会在肺动脉的内弹性膜和中膜之间分离，导致严重甚至致命的咯血[3]。

　　多数患者的胸部 X 线检查结果通常有异常表现，但是很少有真菌性疾病的提示。胸部 CT 检查结果提示无特定肺叶偏好的实变、结节、肿块、空泡、淋巴结肿大或胸腔积液。毛霉菌病的影像学征象包括边缘实变的"反晕征"（中央毛玻璃样阴影，图 32.1b），"病灶周围晕征"（中央实变伴周围磨玻璃样阴影边缘）或"空气新月征"（放射密集病灶与正常实质之间的空气边缘）[4]。尽管在肺脓肿、结核瘤、血肿、棘球蚴囊肿和空泡性肿瘤中也可以观察到后一种征象，但是其在免疫缺陷宿主中存在强烈提示机会性真菌病原体感染 [3]。

由于放射学征象和痰培养结果并不可靠，所以组织活检是诊断该病的金标准。经支气管活检是最常用的方法，手术切除、经胸廓的肺穿刺活检和经皮穿刺活检也有利于此病的诊断 [3]。在常规苏木精 – 伊红染色的样本中，宽大、无间隔、带状菌丝、有直角分枝的组织病理学表现具有诊断价值 [2]。

如果不进行治疗，罹患此疾病的患者通常难以存活 2 周以上，存活率接近 3%[2,4]。最佳的治疗策略是静脉注射两性霉素 B 脂质体和积极手术切除受累肺。口服泊沙康唑或艾沙康唑可作为两性霉素 B 耐受的替代抗真菌药或用于抢救治疗，但是任何一种药物无手术干预时均无效。手术范围囊括楔形切除及解剖切除，包括肺段切除术、肺叶切除术和肺切除术 [2-3]。手术切除的范围取决于病变肺的范围，最终目的是防止对侧肺的污染 [4]。根据预期的胸壁受累程度或患者的功能状态，可以选择电视胸腔镜外科手术或开胸手术。确诊后应尽快进行手术，以最大限度地减少扩散和侵蚀到肺血管的风险，建议最大限度地逆转宿主的损伤。

肺毛霉菌病的预后较差，主要是由早期诊断困难和目前抗真菌药物活性有限所致。当病变局限于肺部时，其总体死亡率为 65%，病变侵及其他器官系统后总体死亡率为 70%~80%[2-3]。病变局限于肺部的毛霉菌病患者可以从手术中明显获益。对于肺部受累者，与单纯抗真菌治疗（61%）或单纯手术治疗（57%）相比，同时行肺切除术和抗真菌治疗时患者的存活率为 70%[4-5]。

毛霉菌病是一种快速致命的真菌疾病，通常可影响免疫功能低下的患者，临床表现无特异性，但是诊断和治疗的延误可能导致较差的临床结局，包括通过肺血管播散和血管浸润。推荐的治疗方法包括最初静脉注射两性霉素 B 和积极手术切除累及的肺，然后继续进行抗真菌治疗直到感染在临床中得到缓解。即使治疗及时，这种感染的发病率和死亡率仍然很高。因此，需要对该病保持高度怀疑以便早期诊断此病，最终才能达到最佳的临床效果 [5]。

（纪敬斌　译，矫文捷　审）

参考文献

[1] Martin MS, Smith AA, Lobo M, et al. Successful treatment of recurrent pulmonary mucormycosis in a renal transplant patient: A case report and literature review. Case Rep Transplant, 2017, 2017:1925070.

[2] Wang XM, Guo LC, Xue SL, et al. Pulmonary mucormycosis: A case report and review of the literature. Oncol Lett, 2016, 11:3049-3053.

[3] Tedder M, Spratt JA, Anstadt MP, et al. Pulmonary mucormycosis: Results of medical and surgical therapy. Ann Thorac Surg, 1994, 57:1044-1050.

[4] Vercillo MS, Liptay MJ, Weder CW. Early pneumonectomy for pulmonary mucormycosis. Ann Thorac Surg, 2015, 99:67-68.

[5] Chougule A, Muthu V, Amanjit B, et al. Pulmonary gangrene due to *Rhizopus* spp., *Staphylocuccus aureus*, *Klebsiella pneumoniae* and probable *Sarcina* organisms. Mycopathologia, 2015, 180:131-136.

病例 33

一例复杂的妊娠期肺囊型棘球蚴病

Yulia N. Matveeva, Kalpaj R. Parekh

关键词

- 肺棘球蚴病
- 肺包虫病
- 复杂性棘球蚴病

引 言

　　肺囊型棘球蚴病在世界流行地区很常见，在其他地区很少见。鉴于全球旅行者和移民的增加，所有胸外科医生都必须了解棘球蚴病（hydatid disease，HD）及其处理原则。

病例汇报

　　患者女性，28 岁，孕 23 周（非吸烟者），曾 2 次怀孕和 1 次分娩，没有明显的既往史，已持续排痰性咳嗽一个月。因呼吸急促和胸部不适日益严重于当地一家医院就诊。患者在症状出现前 1 年曾去苏丹旅行数周。

　　胸部 X 线检查结果显示右肺下叶模糊，有一个带有气 – 液平面的卵圆形病变（图 33.1）。实验室检查结果显示白细胞计数为 11.3×10^9/L[参考范围（reference range，RR）为（4.5~10.8）$\times 10^9$/L]，中性粒细胞占 54%（RR 为 30%~70%），嗜酸性粒细胞升高（16.2%，RR 为 1%~5%）。包括肝功能检查在内的综合代谢指标均无显著性变化，血培养结果均为阴性。痰标本培养结果显示为口腔菌群，抗酸杆菌（acid-fast bacilli，AFB）培养结果为阴性，结核菌素抗原试验结果为阴性。对引起嗜酸性粒细胞增多症的寄生虫进行检测，结果显示鞭毛虫、组织胞浆菌病和隐孢子虫均为阴性。

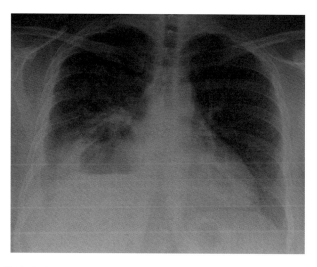

图 33.1　胸部 X 线检查结果显示右肺下叶气 - 液平面卵圆形病变

低剂量平扫胸部 CT 检查结果显示右肺下叶后内侧有一 8cm 长的气 - 液平面病变，伴有大部分邻近肺实变（图 33.2）。行胸腔穿刺术后结果显示 pH 为 5.7 的浑浊渗出液，白细胞升高 [3.394×10^9/L，RR 为（0~1）$\times 10^9$/L）]，淋巴细胞占 55%，多核细胞占 16%，无细菌生长。

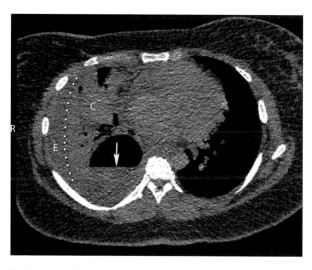

图 33.2　胸部 CT 检查结果显示有一 8cm 的气 - 液平面病变（箭头）。邻近积液（E）和肺实变（C）用虚线分开

使用广谱抗生素静脉注射治疗 1 周后，患者因胸部 X 线检查时渗出增多而转至本院就诊。复查低剂量胸部 CT 检查，结果显示多房性脓胸，不适合经皮引流（图 33.3）。对患者行胸腔镜检查，可见典型的纤维化脓性、多房性脓胸。于胸腔镜下进行脓胸引流和纤维板剥脱，使肺部充分扩张。胸水培养和纤维板培养结果提示阴性。病理检查结果显示胸膜纤维化伴急慢性混合炎症。AFB 和六胺银染色结果提示阴性。

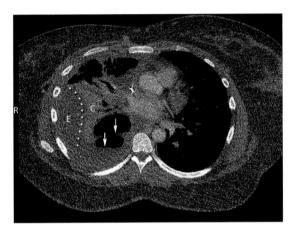

图 33.3 复查胸部 CT 检查，结果显示多房性（箭头示）和扩大的积液

患者于术后 7d 拔除胸管后出院，术后 11d 因其中一个胸腔镜孔裂开和气胸再次入院。植入一根胸管后，肺在数天内未充分扩张。复查胸部 CT，结果显示肺萎陷和胸膜增厚（图 33.4），随后行开胸纤维板剥脱（图 33.5）。术中细菌培养结果均呈阴性。剥除物的病理报告结果提示急性纤维化，伴有急性、慢性和局灶性肉芽肿性炎症。

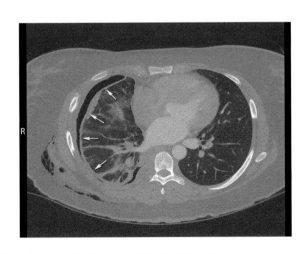

图 33.4 胸部 CT 检查结果显示肺萎陷和胸膜增厚（箭头示）

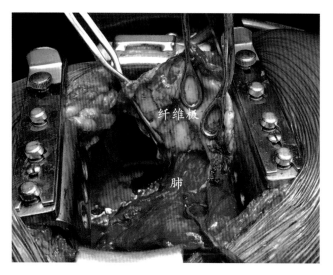

图 33.5　厚纤维板在前囊性结构所在的下叶后内侧最为突出

　　围手术期患者出现白细胞轻微增多和低热，呼吸功能良好。产科医生对患者进行适当的胎儿监护。术后 27d 行开放纤维板剥脱术前，患者存在长时间的漏气。

　　由于胸腔镜手术后病程不典型（肺再扩张失败，纤维化剥离过程中持续存在炎症），病理报告结果提示局灶性肉芽肿性炎症，临床小组要求对手术标本重新进行病理评估。经过最初的纤维板剥脱，术后 60d 时病理科医生鉴定出部分退化的原头节和小钩，与棘球蚴属一致（图 33.6）。棘球蚴抗体 IgG 为 1.4 IV（RR 为 0~0.8）。给予患者口服阿苯达唑 400mg，每天 2 次，4 周。肝脏超声检查时未发现任何病变。患者在孕 39 周时经诱导顺利分娩一名健康婴儿。间隔复查胸部 CT，结果显示肺完全扩张，无残余囊性病变或积液。

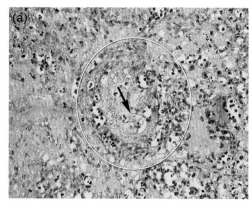
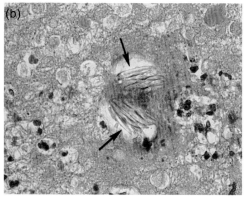

图 33.6　（a）组织学切片上显示退化的原头节（圆圈示）和小钩（箭头示），先前被报道为局灶性肉芽肿炎症（图片由布拉德利·福特友情提供）；（b）完整的小钩放大视图（箭头示）（图片由布拉德利·福特友情提供）

讨 论

棘球蚴病或称包虫病，由棘球绦虫引起。细粒棘球绦虫和多房棘球绦虫分别是引起囊型棘球蚴病（cystic echinococcosis，CE）和泡状棘球蚴病的临床病因。CE占所有棘球蚴病的 95% 以上，在南美洲、非洲、地中海地区、东欧、中东、俄罗斯，以及中国和日本的牧区流行，每 10 万人中年发病人数为 1~200 人，在某些流行地区中发病率更高[1]。人泡状棘球蚴病的发病率较低，每 10 万人中有 0.03~1.2 人，大多数病例发生在中国。

成年绦虫寄生在食肉动物的小肠中，食肉动物可能会感染数千种蠕虫。绦虫长 2~7mm，由原头节（"头"）、小钩（"牙"）和节片（"体"）组成。绦虫每天产生数千个卵，通过最终宿主的粪便释放到环境中，然后感染易感的中间宿主（家养哺乳动物或啮齿动物）。在中间宿主体内，六钩蚴从卵中孵化并通过血液传播到内脏器官，形成棘球蚴囊。当食肉动物摄取含有包虫囊肿的感染器官时，原头节附着在肠道黏膜上，循环重新开始。人类是偶然的宿主，不会进一步传播疾病。

细粒棘球蚴形成含有原头节的囊肿，囊内充满透明的"包虫"液。囊肿由内部的发芽层（内囊）和外部白色的无细胞层（外囊）组成，被宿主炎症层（包膜）包围。与肺外囊肿不同，包虫囊不发生钙化，纵隔、胸膜和心包囊肿可发生钙化。大小不等的"子"囊泡可以出现在"母"囊肿的内部或外部，在肺中很少见。超过 70% 的患者表现为单个器官被单个囊肿侵犯，肝肺受累比例约为 5:1。在肺部，下叶更易受累。除经门静脉循环血行扩散至肺外，寄生虫还可以通过胸导管或膈肌淋巴管绕过肝脏进入胸腔。膈破裂可能是并发肝肺病变的原因之一。也有报道称，直接吸入虫卵也是一种途径，累及其他器官罕见。囊肿呈单室膨胀性，可引起占位效应。肺棘球蚴囊的倍增时间为 16~20 周，6 个月后棘球蚴囊的直径可达 1~2cm，1 年后可达 6cm，并且继续生长，也可能持续多年无变化。棘球蚴囊的生长和形态变异取决于地理区域、种内寄生虫的基因型变异和宿主的差异。

多房性细粒棘球蚴引起的病变由大量大小不一的不规则囊肿组成，与周围组织无明确分界。包囊由一层薄且极少或无生发层的角皮层组成，通过侧向出芽进行增殖。由于缺乏界膜和外源性出芽，邻近组织的浸润和破坏类似于恶性过程。由于宿主防御机制的影响，70% 的病例出现中央坏死和不规则钙化。

CE 的死亡率较低（<5%）。诊断后 10~15 年内未采取适当方法治疗的泡状棘球蚴病的死亡率大于 90%。泡状棘球蚴病很少发生在肝脏外（这一点和肝囊型棘球蚴病都不在本章的讨论范围内）。

原发性 CE 感染的起始阶段通常无症状且持续时间长，因为其症状通常与邻近结构的占位效应有关。与成人相比，儿童和青少年的免疫反应较弱，肺实质弹性较高，囊肿很大，有临床症状。肺囊型棘球蚴病常表现为咳嗽、胸痛，以及因占位效应或积液引起的呼吸困难。

多数棘球蚴囊最终可出现并发症，主要并发症是囊肿破裂并经肺实质进入胸膜腔，最终导致气胸、液气胸、继发性细菌性脓胸和寄生胸膜植入物（棘球蚴胸）。支气管树的侵蚀可导致咯血和咳出棘球蚴囊颗粒（水肿）。囊肿可发展为继发性细菌感染，从而导致脓肿。囊肿破裂可导致包括过敏反应在内的对抗原物质的急性超敏反应。

该疾病中，可见白细胞减少、血小板减少和非特异性肝功能异常等，但是不能作为诊断的依据。15% 的 CE 病例出现嗜酸性粒细胞增多（通常伴有抗原物质泄漏），50% 的泡状棘球蚴病病例出现嗜酸性粒细胞增多。棘球蚴病可结合影像学和血清学检查结果进行诊断。胸部 X 线检查结果可显示明显的囊性浑浊、积液和气胸。超声检查是识别肝脏病变的一种很好的方法，但是在胸部检查时有效性受限。CT 检查的总体灵敏度高于超声检查（95%~100%），是评估肝外囊肿和多发性囊肿及并发症的最佳方法。棘球蚴囊破裂的典型"睡莲"征显示囊液中有漂浮的内囊。与胸部 CT 检查相比，MRI 检查无明显优势。根据棘球蚴囊的内部结构，结合影像学结果可将其描述为活跃、过渡和不活跃。根据棘球蚴囊的类型和大小，世界卫生组织（WHO）将 CE 的病程分为 5 个阶段。这种分类对肝脏疾病有用，但是对处理肺部病变不太实用。

该疾病可以应用多种血清学和抗原测定进行检测。IgG 酶联免疫吸附试验（ELISA）是首选的检测方法，其对肺囊型棘球蚴病的敏感性为 60%~85%。由于多达一半的棘球蚴病患者并未产生循环的寄生虫抗原，所以这类抗原未被广泛用于诊断。乳胶凝集法和斑点 ELISA 对检测囊液中棘球蚴抗原具有良好的敏感性和特异性。当其他诊断方法由于过敏反应和继发性感染扩散的风险而不能确诊时，应选择经皮穿刺抽吸。

虽然 WHO 根据不同阶段制定了治疗肝囊肿的指南，但是肺囊型棘球蚴病的临床表现差异很大 [2]，故目前尚未形成共识。治疗方案包括持续观察、药物治疗和手术治疗。经皮穿刺注射抗寄生虫药物治疗肝囊肿很常见，但是不推荐用于肺部疾病。

对于无并发症的小囊肿（<5cm），可给予药物治疗（甲苯咪唑联合阿苯达唑，3~6 个月），并密切观察。其他药物的益处则不明显。WHO 指出，苯并咪唑可用于妊娠中期和晚期孕妇棘球蚴病的治疗。一些研究表明，这类药物不会增加妊娠早期自然流产或先天性畸形的风险 [3]。

对于有症状、引起占位效应的大囊肿和容易破裂的浅表囊肿，手术是首选的治疗方法。过去曾采用二期胸膜固定术和延迟袋形缝合术，目前这种方法已废弃。CE 手术治疗的目的是根除寄生虫，最大限度地保留肺组织。少于 5% 的病例需要进行肺实质切除术，包括整块楔形切除术、节段切除术，较少使用肺叶切除术。肺叶切除术仅适用于囊肿、严重肺化脓、多发单侧囊肿和棘球蚴病晚期后遗症（支气管扩张和纤维化、气道侵蚀或严重出血）。

标准后外侧开胸术是首选的手术入路。胸腔镜入路治疗小的周围性囊肿应限于在治疗棘球蚴病方面有丰富经验的中心开展。对于双侧囊肿，应先对囊肿未破裂的一侧进行手术，对破裂的囊肿应采取分期手术。胸骨正中切开术很少有相应的适应证。囊肿周围可用 20% 的盐水或聚维酮碘湿纱布进行保护。

术中可将小于 5cm 的囊肿切除（棘球蚴囊切除术）。切开内脏胸膜和包囊，可见明显的层状结构。间歇性正压有利于肺摘除。对于较大的囊肿，应先用抽吸法处理。针式减压可使紧张的棘球蚴囊肿松弛，进而从小实性切口中取出。缓慢进行吸引术，防止壁撕裂。一旦囊肿减压，可在同一位置切开胸膜和包膜，完整切除松弛囊肿。对于注射驱虫药物的益处，目前尚存在争议。位置较深的囊肿可沿节段平面切开实质，使用带针负压吸引装置，同时用吸杯包围囊肿的凸面部分，此有利于防止术中溢出[4]，避免切开夹层（标准的棘球蚴囊切除术）和在囊肿内使用标准吸引器。如果术中避免囊肿的破裂或切开，则不会复发该疾病。将囊肿切除后，探查囊腔周围，确切止血，用可吸收线缝合支气管开口。

单纯的囊肿很少需要行实质包囊切除。用可吸收缝线深度闭塞空洞（囊腔闭合术）可减少空气渗漏，降低感染率和缩短住院时间，但是也有损害肺实质的风险。复发性囊肿和子囊肿的治疗方法与单纯囊肿相同，但是可能需要频繁地行肺叶切除术。

破裂和感染囊肿的切除按照完全切除囊肿和最大限度根除寄生虫的相同原则进行处理。对于脓胸引流、肺剥脱术和囊肿周围切除术，应根据需要实施（如本病例）。对可见支气管开口进行闭合，但是无须缝合。

由于炎症的严重程度和寄生虫的广泛传播，肝囊肿破裂并穿过膈肌进入胸腔是最严重的并发症。对于单纯性膈下和胸膜污染，可通过去除棘球蚴和广泛引流来处理。肺实质受累时可能需要局部肺切除以控制损害，术后应密切随访。同样，对于心包破裂和纵隔炎的病例，需要积极清创和引流。

胸腔棘球蚴病伴多发囊肿很难治疗，只有少数囊肿可以完整切除。

围手术期药物治疗的最佳持续时间尚不确定，应该在手术前几天开始治疗。对于较大的肺囊肿，术前应避免使用药物，因为其可能会增加破裂的风险。术后应持续服用阿苯达唑 1 个月、甲苯咪唑 3 个月。

　　CE 在任何治疗后都可能复发。切除囊肿多年后，该抗体可能仍然很高，但是不会复发 CE，因此采用血清学检查用于囊肿切除后的疾病随访并不可靠[5]。治疗后监测该疾病的主要方法是在最初每 3~6 个月进行影像学检查 1 次，然后 5 年内每年进行影像学检查 1 次。

（纪敬斌　译，矫文捷　审）

参考文献

[1]　Eckert J, Gemmell MA, François-Xavier M, et al. WHO/OIE manual on echinococcosis in humans and animals: a public health problem of global concern//Eckert J, Gemmell MA, Meslin FX, et al. WHO/OIE Manual on Echinococcosis in Humans and Animals. Paris: World Organisation for Animal Health, 2011. https://apps.who.int/iris/handle/10665/42427.

[2]　Brunetti E, Kern P, Vuitton DA, et al. Expert consensus for the diagnosis and treatment of cystic and alveolar echinococcosis in humans. Acta Trop, 2010, 114:1-16.

[3]　Choi J, Han J, Ahn H, et al. Foetal outcomes after exposure to albendazole in early pregnancy. J Obstet Gynaecol, 2017, 37(8):1108-1111.

[4]　Burgos R, Varela A, Castedo E, et al. Pulmonary hydatidosis: Surgical treatment and follow-up of 240 cases. Eur J Cardiothorac Surg, 1999, 16:628.

[5]　Manzano-Román R, Sánchez-Ovejero C, Hernández-González A, et al. Serological diagnosis and follow-up of human cystic echinococcosis: A new hope for the future? Biomed Res Int, 2015, 2015:428205.

病例 *34*

分期双侧单孔电视辅助胸腔镜肺扩大切除术治疗慢性支气管扩张

Mathew Thomas

🔑 **关键词**

- 支气管扩张
- 单孔
- 叶切除术
- 肺切除
- 电视胸腔镜外科手术
- 胸腔镜检查

引 言

手术切除已成为治疗局限性支气管扩张的一种行之有效的方法。由于慢性炎症和反复肺部感染导致严重的粘连和出血，以往多数支气管扩张手术通过开胸手术完成。本章中，我们报道了 1 例行双侧序贯单孔电视辅助胸腔镜手术患者，先行右肺中下叶切除术，再行左肺下叶切除术及舌段支气管扩张切除术。

病例汇报

患者男性，45 岁，终生不吸烟，基础诊断为慢性非囊性纤维化支气管扩张，建议进行肺移植评估。主要症状包括自出生以来的慢性支气管液溢和约 6 个月前的一次严重咯血，最终行保守治疗。自此，患者多次出现铜绿假单胞菌相关肺炎，未出现咯血。

患者否认有任何呼吸急促的表现，血氧饱和度在90%以上，无其他明显合并症。

体格检查时可闻及刺耳的呼吸音伴粗糙的气道传导音、呼气性喘息和基底动脉爆裂音。

CT检查结果显示双肺下叶、左肺舌段和右肺中叶有广泛支气管扩张（图34.1a~f），两侧肺上叶相对完好。通气灌注扫描结果显示70%的肺通气灌注至右肺，两侧肺上下叶分布基本均匀。肺功能测试结果显示，第1秒用力呼气量（forced expiratory volume in first second，FEV_1）为47%，肺一氧化碳弥散量为预测值的72%。

基于CT检查结果及临床症状中无呼吸困难症状，建议行双侧序贯胸腔镜切除术（右肺中下叶切除、左肺下叶切除及左肺舌段切除术），非肺移植手术，患者同意。

在腋中线和腋前线之间的第6肋间隙行单孔电视辅助胸腔镜右肺中下叶切除术，切口大小为4cm。软组织伤口保护器（Alexis wound protector/retractor TM，Applied Medical Technology，USA）用于防止摄像头的污迹。使用10mm柔性3D摄像头（Endoeye，Olympus，USA）对术野可视化，使用Ligasure双极血管封闭装置（Covidien，USA）进行剥离，去除粘连，粘连严重且血管密集时易引起广泛出血。由于严重的肺门粘连和大块的实变肺，我们决定先行标准的肺下叶切除术，然后再行肺中叶切除术。切除肺下叶后，将中间支气管从右主支气管处分离，然后完成右肺中叶切除术，将中间支气管从右主支气管的起始处使用钉仓闭合切断，进行支气管镜检查以确保无残端遗漏。对于大量脓性分泌物，可用3L生理盐水冲洗胸腔。估计失血量为150mL。患者术后恢复困难，术后7d拔管出院。出院2d后患者因非感染性胸腔积液再次入院，需要行猪尾型导管引流。痰培养中可见假单胞菌，每日静脉注射头孢吡肟后出院。

第一次手术后6周，患者接受左侧单孔电视辅助胸腔镜手术，先后行肺下叶切除术和解剖性左肺舌段切除术。术后患者恢复较顺利，8d后出院，行门诊肺部康复。本院感染性疾病学组和肺部疾病学组的医生对患者随访9个月，未发现任何遗留症状，患者较术前体重增加40磅（18.14kg）。术后1年再次行CT检查，结果显示双肺上叶有少量残余病变（图34.2）。

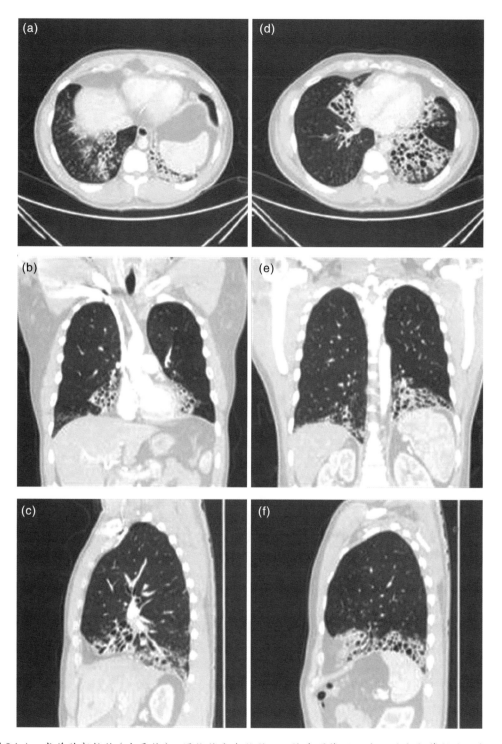

图 34.1 术前胸部轴位（水平位）、冠状位和矢状位 CT 检查图像显示广泛的支气管扩张：（a~c）右肺中叶、下叶；（d~f）左肺舌段、下叶

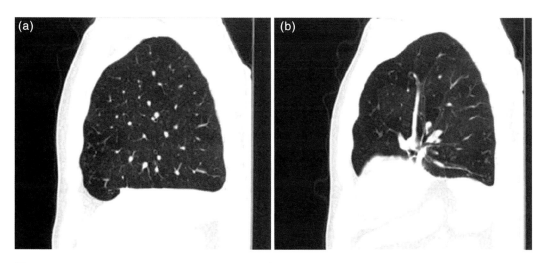

图 34.2 术后 1 年 CT 检查结果显示双肺上叶有轻微支气管扩张：（a）右肺；（b）左肺

讨 论

支气管扩张手术主要包括肺叶切除术、肺段切除术或肺楔形切除术，通常只行一侧手术。目前已有关于双侧肺叶切除术的报道，但是病例数量较少，并且与本患者一样，术中采用分期手术方案[1]。电视胸腔镜肺叶切除术和肺段切除术治疗支气管扩张在一些病例队列和个别病例报道中已有描述，但是迄今为止，尚未发现任何其他胸腔镜双侧肺叶切除术的报道。

Fan 等人对 35 项研究进行 meta 分析，其中包括 4 788 例接受手术治疗的支气管扩张患者，结果显示患者的死亡率为 1.5%，发病率为 17%，症状缓解率为 67%，28% 的患者症状得到改善，9% 的患者症状无明显改善[2]。局限性支气管扩张手术治疗后的低发病率、低死亡率和高症状改善率等结果表明，当药物治疗无效时应考虑行手术治疗。在一项回顾性分析支气管扩张患者（86 例）的研究中，Balci 等人观察到，完全切除可作为独立预测无症状结局的因素（$P<0.05$），FEV_1 小于预测值的 60%、不完全切除和术前抗生素治疗等因素可独立预测术后并发症（$P<0.05$）[1]。一项由 Hayes 等人对器官共享网络数据库的分析报告结果显示，在肺移植等待名单上慢性非囊性纤维化支气管扩张患者的生存率远高于慢性囊性纤维化支气管扩张患者，提示两者的病理生理学表现不同[3]。对于存活时间更长的慢性非囊性纤维化支气管扩张患者，手术切除可能是一项比肺移植更好的选择。

对于考虑行支气管扩张手术的患者，应进行完整评估，以确定切除范围和手术适应证。除肺功能外，术前检查还应包括胸部 CT 检查和定量肺通气灌注扫描。无灌注的局部支气管扩张患者适合行切除手术。手术前行抗生素治疗的作用尚不清楚，但是多数支气管扩张患者通常使用多个疗程的抗生素。同时，建议待急性感染期消退后再行手术治疗。

据报道，在大量关于支气管扩张患者的回顾性研究中，胸腔镜手术是安全、可行的[4-5]。对接受电视辅助胸腔镜手术切除的 52 例患者和在中国一家医疗机构接受开胸手术治疗支气管扩张超过 5 年的 52 例患者进行回顾性分析，结果显示电视辅助胸腔镜手术的住院时间较短，并发症较少[5]。我们认为，是否行微创切除术取决于外科医生的个人技术水平，因为这项手术实施的难度远大于电视辅助胸腔镜手术。

总之，单侧或双侧胸腔镜辅助肺叶切除术对于支气管扩张患者是可行的，但具有一定的挑战性。可以预知，因支气管扩张而接受肺切除术患者的恢复速度将慢于因其他多数疾病而接受肺切除术的患者。

（纪敬斌　译，矫文捷　审）

参考文献

[1]　Balci AE, Balci TA, Ozyurtan MO. Current surgical therapy for bronchiectasis: Surgical results and predictive factors in 86 patients. Ann Thorac Surg, 2014, 97(1):211-217.

[2]　Fan LC, Liang S, Lu HW, et al. Efficiency and safety of surgical intervention to patients with non-cystic fibrosis bronchiectasis: A meta-analysis. Sci Rep, 2015, 5:17382.

[3]　Hayes D Jr, Kopp BT, Tobias JD, et al. Survival in patients with advanced non-cystic fibrosis bronchiectasis versus cystic fibrosis on the waitlist for lung transplantation. Lung, 2015, 193(6):933-938.

[4]　Baysungur V, Dogruyol T, Ocakcioglu I, et al. The feasibility of thoracoscopic resection in bronchiectasis. Surg Laparosc Endosc Percutan Tech, 2017, 27(3):194-196.

[5]　Zhang P, Zhang F, Jiang S, et al. Video-assisted thoracic surgery for bronchiectasis. Ann Thorac Surg, 2011, 91(1):239-243.

机器人肺叶切除术在支气管扩张和弥漫性胸膜粘连患者中的应用：优势胜过挑战

Adrian E. Rodrigues, Wickii T. Vigneswaran

 关键词

- 支气管扩张
- 机器人
- 微创
- 胸膜粘连
- 胸外科手术

引 言

微创胸外科手术（minimally invasive thoracic surgery，MITS）始于 20 世纪 90 年代，源于电视胸腔镜外科手术（video-assisted thoracoscopic surgery，VATS）的引入，10 年后出现了达芬奇机器人。VATS 出现后，其迅速取代开胸手术。达芬奇机器人提供了更多的优势，例如，增加操作的灵活性，提供三维放大成像，提高仪器的精准度和可控性。尽管机器人系统提供了更好的解剖结构视野以利于精细处理，但是其由于成本高昂和高效性缺乏（与之前微创手术相比）而饱受诟病。

如今，这两种技术都被广泛应用于各种胸外科手术。尽管两者各自有不同的局限性，但是达芬奇机器人不可避免地继承了 VATS 的许多禁忌证（包括胸膜粘连在内）。

毋庸置疑，胸膜粘连对胸外科手术来说是一个挑战，但是机器人辅助手术提供了一个有利的平台。技术熟练和经验丰富的手术者可对患者粘连行系统且安全的处理，本机构一例患者资料可作为临床证据。该病例被诊断为支气管扩张，众所周知，这种疾病会产生广泛的胸膜粘连。最初行机器人手术时，外周粘连明显，随着手术的进展，粘连的真实体积和位置变得越来越明显。术中全程由机器人完成左肺下叶肺叶切除术，未中转开胸手术。这个案例展示了机器人所拥有的技术能力，随着实践的增加，外科医生可以掌握它的所有超难度技巧，并且可以在预行开胸手术而出现特定情况时改行机器人手术。

病例汇报

患者男性，29 岁，有支气管扩张、慢性鼻窦炎、鼻息肉、持续咳嗽、鼻窦真菌和肺假单胞菌感染史。近期有从墨西哥移居美国的移民史，患有慢性肺部疾病。患者很年轻，目前生活方式积极。此外，患者睡眠时一直受鼻塞影响，肺部症状恶化，伴呼吸急促和痰中带血。否认咯血、发热、寒战、胸痛、呕吐和腹泻等症状。

行全身体格检查，患者表现良好，无急性不适。肺部听诊时可闻及整个肺野有哮鸣音和水泡音。血压 104/54mmHg，脉搏 81/min，呼吸频率在正常范围内，无发热，血氧饱和度为 95%，体重指数为 27.8kg/m^2。

胸部 CT 检查结果显示弥漫性树芽状浑浊遍及肺部，未见肺尖。左肺下叶局灶性严重支气管扩张，伴体积减小（图 35.1）。左肺上叶下部、右肺中叶、右肺下叶散在支气管扩张。呼气相视图结果提示有轻微的空气滞留。

肺功能检查结果显示用力肺活量（forced vital capacity，FVC）轻度降低，第 1 秒用力呼气量（forced expiratory volume in first second，FEV_1）中度降低，FEV_1/FVC 降低，对沙丁胺醇无反应。肺总量和残气量均轻度降低，肺一氧化碳弥散量正常。汗液氯化物测试结果显示囊性纤维化阴性。

光纤视频咽喉镜检查结果显示右侧鼻息肉和左侧肿胀的渗出性鼻息肉，咽喉部其余部位均正常。行胸部手术前，对患者行双侧鼻窦内窥镜术，术中行鼻甲缩小和息肉切除术。手术进展顺利，术中和术后未出现并发症。

约 4 个月后，对患者行机器人左肺下叶切除术。虽然左肺上叶、右肺中叶、右肺下叶可见支气管扩张迹象，但是左肺下叶几乎完全破坏，很可能成为感染灶而引起呼吸道症状。因此，我们认为，切除引起呼吸困难且已破坏的肺下叶对患者有益。

在手术室中，支气管镜检查结果显示双侧大量化脓性物质（需要抽吸），左侧视频胸腔镜检查结果显示弥漫性肺粘连，左肺下叶与其相邻的膈肌和心包之间的密度较大。达芬奇机器人 Si 系统具有一个摄像头、两个操作臂和一个多功能端口。用双极电灼术松解粘连，从胸壁、膈肌、心包和纵隔游离肺。电灼切开肺下韧带，对肺门下部进行系统剥离，以便于将左肺下叶肺静脉分离。一旦轻松松解这些组织，

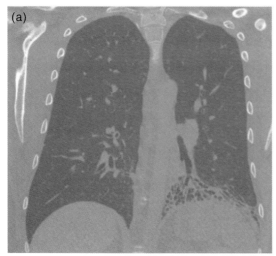
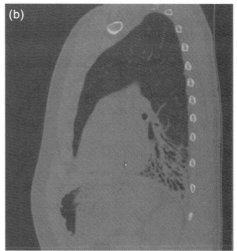
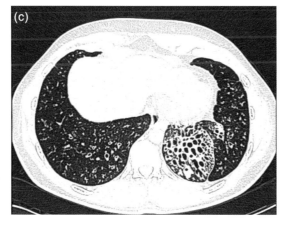

图 35.1 胸部 CT 检查结果显示左肺下叶受累，相对于保留的剩余肺，左肺下叶几乎被慢性感染完全破坏（a~c 显示扫描的不同视图）

则肺门清晰可见，在肺门和纵隔中均可观察到明显的炎症。

然后集中处理肺裂，经检查发现斜裂处黏附牢固。使用电灼术处理斜裂，成功分离肺上叶和肺下叶。然后解剖肺门，切除新血管化的淋巴结，辨识肺动脉结构。

使用直线型血管吻合器（Covidien）横断肺下叶静脉，通过血管祥绕过肺下叶的基底段动脉和背段动脉分支，使用血管吻合器依次横断每个分支。随后进行肺门解剖，切除支气管附近的淋巴结，沿肺下叶支气管将粘连物去除。解剖支气管周围组织后，将厚 Endo GIA 切割吻合器（Covidien，紫色三钉）置于手术野，横断肺下叶支气管。使用 12mm 标本袋通过操作口取出左肺下叶标本，用可吸收缝线关闭胸腔。

病理报告结果显示，左肺下叶的表现符合支气管扩张、滤泡性支气管炎、肺上皮细胞增生、支气管肺炎、巨细胞反应和营养不良钙化的诊断，相应的支气管仅表现为慢性炎症。检测纤毛运动障碍的超微结构特征，但是电子显微镜检查时未观察到相应表现。

患者住院期间无并发症发生，随访时症状显著改善，有少量痰液分泌，无其他症状。胸部 CT 检查结果显示残留肺组织有微小支气管扩张。随访 6 个月，患者继续保持积极的生活方式。

讨 论

尽管已知病因超过 16 种，例如支气管扩张、最常见的囊性纤维化、感染和慢性阻塞性肺病，但是多数病例因无法识别病因被归类为特发性疾病[1]。无论病因如何，每个病例都经历了相同的病理生理学过程。"科尔的恶性循环假说"最初发表于 1986 年，用于描述一个具有 4 个循环阶段的病理生理过程[2-3]，即慢性支气管感染、炎症、黏液纤毛清除受损和结构性肺病，每一个过程都是疾病发生的独立因素[3]。目前已知，这个过程可导致反复的肺部恶化，并且是致密胸膜粘连形成的罪魁祸首，所以一些外科医生避免对这些患者实施 MITS。

回顾此类疾病的病史可以让我们认识到，这种避免对胸膜粘连患者实施 MITS 的想法是如何产生的。支气管扩张的手术治疗已有一个多世纪的历史，20 世纪 30 年代时仅切除病变肺段的益处被广泛认可[4]。随着 20 世纪 50 年代的临近，由于抗生素的发现和大规模发展[3]，对支气管扩张的外科干预有所下降。然而，支气管扩张外科治疗的开展从未停止，这是因为抗生素不能充分穿透病变区域。40 年后，当 VATS 开始取代开胸手术时，许多学者认为胸膜粘连对这种方法造成了技术上的挑战[5]。因此，VATS 手术对粘连患者是相对禁忌证，当达芬奇机器人系统被引入时，其不可避免地继承了同样的相对禁忌证，但是并未进行实践检验。

无论手术方式如何，胸膜粘连仍然是当今外科医生的一大挑战。粘连可增加出血量，延长漏气时间和手术时间，增加手术器械的更换次数，并可导致中转开胸[5-6]。粘连也可导致解剖结构识别困难（包括叶间裂不完整），从而造成手术风险增加[3]。

有学者认为，胸膜粘连是达芬奇机器人技术用于肺切除术[7]的相对禁忌证，而另一些学者则在实施 VATS 手术时使用辅助技术[8]。我们认为，与开放手术相比，机器人技术在粘连松解方面的效果更好，经常用于二次手术[9]。根据我们的经验，即使是在复杂和具有挑战的情况下[10-11]，这项技术仍然可以降低发病率，并且缩短愈合时间和住院时间。

（纪敬斌 译，矫文捷 审）

参考文献

[1]　Lonni S, Chalmers JD, Goeminne PC, et al. Etiology of non-cystic fibrosis bronchiectasis in adults and its correlation to disease severity. Ann Am Thorac Soc, 2015, 12(12):1764-1770.

[2]　Cole PJ. Inflammation: A two-edged sword: The model of bronchiectasis. Eur J Respir Dis Suppl, 1986, 147:6-15.

[3]　Hiramatsu M, Shiraishi Y. Surgical management of non-cystic fibrosis bronchiectasis. J Thorac Dis, 2018, 10(Suppl 28):S3436-S3445.

[4]　Churchill ED, Belsey R, London F. Segmental pneumonectomy in bronchiectasis the lingula segment of the left upper lobe. Ann Surg, 1939, 109(4):481.

[5]　Li SJ, Zhou K, Wu YM, et al. Presence of pleural adhesions can predict conversion to thoracotomy and postoperative surgical complications in patients undergoing video-assisted thoracoscopic lung cancer lobectomy. J Thorac Dis, 2018, 10(1):416-431.

[6]　Qian L, Chen X, Huang J, et al. A comparison of three approaches for the treatment of early-stage thymomas: Robot-assisted thoracic surgery, video-assisted thoracic surgery, and median sternotomy. J Thorac Dis, 2017, 9(7):1997-2005.

[7]　Bonatti J, Schachner T, Bernecker O, et al. Robotic totally endoscopic coronary artery bypass: Program development and learning curve issues. J Thorac Cardiovasc Surg, 2004, 127(2):504-510.

[8]　Guerrero WG, Gonzalez-Rivas D. Multiportal video-assisted thoracic surgery, uniportal video-assisted thoracic surgery and minimally invasive open chest surgeryselection criteria. J Vis Surg, 2017, 3:56.

[9]　Latif MJ, Park BJ. Robotics in general thoracic surgery procedures. J Vis Surg, 2017, 3:44.

[10]　Novellis P, Bottoni E, Voulaz E, et al. Robotic surgery, video-assisted thoracic surgery, and open surgery for early stage lung cancer: Comparison of costs and outcomes at a single institute. J Thorac Dis, 2018, 10(2):790-798.

[11]　Gallagher SP, Abolhoda A, Kirkpatrick VE, et al. Learning curve of robotic lobectomy for early-stage non-small cell lung cancer by a thoracic surgeon adept in open lobectomy. Innov Technol Tech Cardiothorac Vasc Surg, 2018, 13(5):321-327.

病例 36

开胸造口术联合体外膜氧合成功挽救一例成人发病的肉芽肿性多血管炎患者的肺脏

Ashish Pulikal, Jason Long, Benjamin Haithcock

 关键词

- 肉芽肿病
- 多血管炎
- 体外膜氧合

引 言

肉芽肿性多血管炎（granulomatosis with polyangiitis，GPA），曾称为 Wegener 病，是一种以中－小血管炎和肉芽肿性炎症为特征的自身免疫性疾病，最常累及肺－肾轴。在美国，每 10 万人中仅 3 例患者发病，北欧男性后裔的发病率较高（占美国病例的90% 以上）。该疾病的临床症状严重程度不一，发展为肺功能不全甚至需体外膜氧合的情况非常少见，并且很少有关于这类患者群体的报道[1]。本章中所介绍的病例为已报道的 13 例成功出院的病例之一，其通过免疫抑制疗法（静脉－静脉体外膜氧合）治疗重度肺 GPA。此外，本例患者是唯一一例已报道的需要胸膜腔开窗术辅助进行治疗的狭窄单胞菌/假单胞菌空洞双重感染和曲霉病感染的病例，其在一家学术型 4级医院进行全部内科治疗和外科治疗。

病例汇报

患者女性，印度人，年龄 53 岁，身高 157.5cm，体重 61.3kg，体重指数

24.7kg/m^2，因进行性呼吸困难和干咳住院。6 个月后，患者从北卡罗来纳州伯灵顿的阿拉曼斯医院转诊至北卡罗来纳州教堂山的 UNC 纪念医院住院。

患者既往有右乳房浸润性导管腺癌病史（ER/PR+，Her-2/neu 阴性），行部分乳腺切除术，术后行辅助靶向激素治疗和放射治疗。本次住院前在其他一家医疗机构行类固醇治疗以预防放射性肺炎，否认其他相关病史或手术史。终生不抽烟，不喝酒，无明显的家族病史和相关的遗传病史或遗传倾向。患者过去活动自如，日常生活正常，是一位已婚的家庭主妇。

入院时检查项目包括血清学检验和滴度测定。放射影像学检查包括胸部 CT 检查（图 36.1）及日常胸部 X 线检查。入院后行组织病理学检查，结果如下：

1. 初次支气管肺泡灌洗细胞学检查结果提示炎症浸润，未见恶性肿瘤细胞。

2. 细胞学检查和针穿活检结果提示，抗酸杆菌（acid fast bacilli，AFB）/ 真菌染色阴性。非典型支气管上皮伴鳞状上皮化生，慢性炎症，未见恶性肿瘤细胞。

3. 右肺上叶组织病理活检结果提示，反应性支气管上皮伴鳞状上皮化生，大量坏死伴钙化，未见恶性肿瘤细胞。

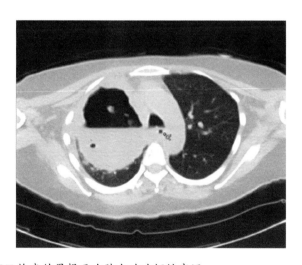

图 36.1　胸部平扫 CT 检查结果提示右肺上叶破坏性空洞

获取患者临床资料时无障碍，无经济条件和宗教信仰等记录。通过影像学检查和常规诊断模式对患者确诊时较困难。

该患者的初步鉴别诊断较多，感染性因素是最可能的病因。根据右肺上叶病变呈空洞状并有向对侧肺延伸及病灶呈惰性发展的迹象，感染病团队考虑其病因主要为分枝杆菌和真菌感染，包括组织胞浆菌病、芽生菌病和曲霉病。此外，也怀疑是非典型肺炎，病因包括肺孢子菌、军团菌、毛霉菌、诺卡菌、隐球菌、红球菌和放线菌。发生肺寄生虫病的可能性较低，但是也不除外，应与肺吸虫病和棘球蚴病进行鉴别诊断。虽然最初也考虑可能有肺结核，但是根据纯化蛋白衍生物（purified protein derivative，PPD）皮肤试验阴性结果和 3 次 AFB 痰涂片阴性结果可排除结核的可能。考虑到患者近期接受乳腺癌辅助治疗，故应关注放射治疗引起的肺损伤。一旦发现蛋白酶 3- 抗中性粒细胞胞浆抗体（proteinase 3-anti-neutrophil cytoplasmic antibody，PR3-ANCA）滴度呈强阳性，即应高度怀疑为血管炎。患者在住院期间确实有空洞重复感染的证据，第 1 次灌洗时曲霉菌抗原升高，2 个月后从肺部伤口取样，培养出铜绿假单胞菌和嗜麦芽窄食单胞菌。

患者预后难以预测，并且不断变化。与患者家属一起回顾患者之前的日常变化，并且根据血流动力学数据、日常实验室检查结果、终末器官灌注指标和体外膜氧合回路支持度（扫频、FiO_2）对临床预期进行了分析。

考虑到患者病情恶化的严重程度，术前未行重要的优化或风险分层，也未给予抗凝治疗。

根据临床症状的表现，患者病因尚不明确。初步诊断检查包括纤维支气管镜检查和支气管内超声内镜引导细针穿刺活检（endobronchial ultrasound with fine needle aspiration，EBUS-FNA）。一旦确诊为 PR3-ANCA 阳性 GPA，根据风湿病学指导，应给予适当的免疫抑制治疗，包括以冲击剂量给予静脉注射甲泼尼龙 1g，连续 3d；每月一次环磷酰胺，连续 3 个月；每隔 1d 进行治疗性血浆置换，持续约 1 周。根据培养结果和微生物敏感性，在整个住院过程中给予其他抗生素治疗。

对患者行诊断性支气管镜检查，可见右肺上叶有一个巨大的空洞病变伴大量脓液，引流过程中严重污染双侧气道，导致患者在最大通气支持下难以获得足够氧气。随后我们决定通过右颈内静脉采用 Avalon Elite® 双腔导管在经食管超声和透视引导下建立外周静脉 – 静脉体外膜氧合，经皮胃造口术行肠内喂养。气管切开术时使用 Covidien 8-0 cuffed Shiley 管用于日常气道清洁。因右肺上叶空腔重复感染，故行右前胸胸膜腔开窗术（Eloesser 皮瓣）（图 36.2）。对该伤口进行每日换药，创口表面用 Xeroform® 凡士林油纱布（5″×9″，即 12.7cm×22.86cm）覆盖，随后用两卷 Kerlix® 纱布绷带紧紧包裹皮肤。经过 32d 的体外膜氧合支持，患者肺功能得到充分恢复，给予拔管。采用永久性脱脂棉缝线缝合胸部创面底部明显的支气管胸膜瘘区域，并且使用雾化 TISSEEL®（纤维蛋白密封胶）和生物胶加固封闭。在 X 线胸片上可见膈下游离气体，考虑是由于积极的免疫抑制治疗导致消化道穿孔。由普外科医生主刀，沿中线行剖腹探查，术中未发现穿孔。

每天早上查房时，患者丈夫等家庭成员均守在床边。此外，医生将一台立体声音响放在病房，播放印度教祈祷词和圣歌，以改善患者的健康状态。尽管这些措施的作用是无形的，但是对患者的积极康复起到了至关重要的作用。

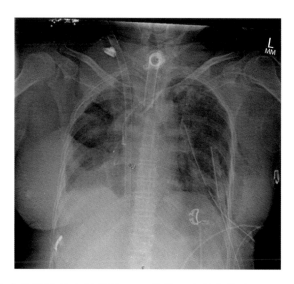

图 36.2　胸部 X 线检查结果提示左侧两根 28Fr 胸管、右颈内静脉 ECMO 套管及右肺上叶前方 Eloesser 皮瓣轮廓均可见

　　患者出院后行院内加速康复治疗约 11d，随后每周在 UNC 纪念医院胸外科门诊随访，并在感染科、风湿科、内分泌科、理疗科和职业病科行多学科门诊治疗。诊疗手段包括但不限于：免疫抑制剂的血药浓度测定、抗菌治疗，以及力量和耐力训练。此外，推荐行整形手术，将 Eloesser 皮瓣（图 36.3）进行闭合并行胸壁重建。出院后 3 个月，患者一般状态良好，能独立完成日常生活的各项活动。通过右后外侧开胸行双肺叶切除术以修补支气管胸膜瘘，将 Eloesser 皮瓣用肌肉瓣闭合。该患者在住院期间未发生明显的、与技术和协调或治疗有关的并发症。

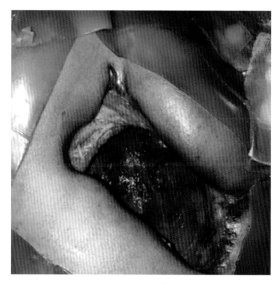

图 36.3　右前胸胸膜腔开窗术中可见大空洞性病变包围右肺上叶、中叶

讨 论

在 11 篇个案报告文献中，共报道了 13 例诊断为 GPA 和严重肺功能不全的患者，均需行体外膜氧合以维持供氧。患者的平均年龄为 34.6 ± 13.2 岁，体外膜氧合治疗的平均持续时间为 12.4 ± 4.9d。所有患者均有肺泡出血的表现，13 例患者中 7 例需要住院行肾脏替代治疗。虽然免疫抑制治疗方案各不相同，但是患者拔管后均存活，并且顺利出院 [2-12]。有趣的是，无患者进行胸膜腔开窗术。从统计学方面考虑，本次报道中患者的年龄更大（53 岁，$P<0.05$），体外膜氧合治疗持续时间明显更长（32d，$P<0.05$），由于空洞重复感染需要行开胸引流。

本研究结果表明，对于伴有严重急性发作 GPA 且需要行静脉 - 静脉体外膜氧合的危重患者，也可以安全实施胸膜腔开窗术，术后 3 个月长期功能预后良好。今后，我们需要对有关肺自身免疫性血管炎和各种有效的内科或外科治疗方案进行严谨的随机研究，以制订一个全面的治疗方案，并且应进一步优化患者的预后情况。

（杜文兴 译，矫文捷 审）

参考文献

[1] Mukhtyar C, Guillevin L, Cid MC. EULAR recommendations for the management of primary small and medium vessel vasculitis. Annals Rheumat Dis, 2009, 68(3):310-317.

[2] Hohenforst-Schmidt W, Petermann A, Visouli A, et al. Successful application of extracorporeal membrane oxygenation due to pulmonary hemorrhage secondary to granulomatosis with polyangiitis. Drug Design Develop Ther, 2013, 7:627-633.

[3] Hartmann A, Nordal KP, Svennevig J, et al. Successful use of artificial lung (ECMO) and kidney in the treatment of a 20-year-old female with Wegener's syndrome. Nephrol Dial Transplant, 1994, 9:316-319.

[4] Ahmed S, Aziz T, Cochran J. Use of extracorporeal membrane oxygenation in a patient with diffuse alveolar hemorrhage. Chest, 2004, 126:305-309.

[5] Cerrati E, Hartman A, Gottlieb M, et al. Sequential bilateral otitis media and bilateral facial nerve paralysis as presenting symptoms of Wegener's granulomatosis. J Case Rep Med, 2013, 2:4.

[6] Savran Y, Gencpinar T, Aydin K, et al. Concurrent extracorporeal membrane oxygenation, plasmapheresis and continuous renal replacement therapy in a case of wegener's granulomatosis. Annals Int Med Dental Res, 2016, 2(5):1-3.

[7] Vanoli J, Riva M, Vergnano B, et al. Granulomatosis with polyangiitis presenting with diffuse alveolar hemorrhage requiring extracorporeal membrane oxygenation with rapid multiorgan relapse: A case report. Medicine, 2017, 96(13):e6024.

[8] Yusuff H, Malagon I, Robson K, et al. Extracorporeal membrane oxygenation for life-threatening ANCA-positive pulmonary capillaritis. A review of UK experience. Heart Lung Vessels, 2015, 7(2):159-167.

[9] Rawal G, Kumar R, Yadav S. ECMO rescue therapy in diffuse alveolar haemorrhage: A case report with review of literature. J Clin Diag Res, 2016, 10(6):OD10-OD11.

[10] Abrams D, Agerstrand C, Biscotti M, et al. Extracorporeal membrane oxygenation in the management of diffuse alveolar hemorrhage. ASAIO J, 2015, 61:216-218.

[11] Guo Z, Li X, Jiang L, et al. Extracorporeal membrane oxygenation for the management of respiratory failure caused by diffuse alveolar hemorrhage. J Extracorp Tech, 2009, 41(1):37-40.

[12] Matsumoto T, Ueki K, Tamura S, et al. Extracorporeal membrane oxygenation for the management of respiratory failure due to ANCA-associated vasculitis. Scand J Rheumatol, 2000, 29(3):195-197.

病例 37

肺动脉内膜肉瘤

Max Lacour, Isabelle Opitz

关键词

- 肺动脉
- 动脉内膜肉瘤
- 肺栓塞

引 言

原发性肺动脉肉瘤（pulmonary artery sarcomas，PAS）是一种非常罕见的疾病，通常预后不佳。自 1923 年 Moritz Mandelstamm 首次描述此疾病以来，截至目前，相关文献中所报道的病例数不足 300 例[1]。由于患者通常表现为非特异性症状，如呼吸困难、胸痛或咳嗽，类似肺栓塞，因此可能难以确诊。误导性初始症状和肺血栓栓塞症是最常见的鉴别诊断，患者通常接受抗凝治疗，此同时易导致诊断和治疗的延误。

根据 Bleisch 及其同事的报道，PAS 患者的肺动脉干受累率为 100%，约 57% 的病例出现肺动脉瓣受累，25% 的病例出现右心室受累[2]。因此，为了避免严重的血流动力异常，必须对这种侵袭性肿瘤进行早期治疗，如果切实可行，应进行手术切除[3]。

对于 PAS 的治疗计划，应始终在肿瘤多学科会议上进行讨论和制订，其相应治疗也最好只在大容量和经验丰富的中心进行。

据报道，行不完全切除术患者的中位生存期为 11 个月[3]，接受综合治疗患者的生存期为 24 个月[3]。

本章中，我们介绍一例行 PAS 综合治疗后获得良好结局的病例。

病例汇报

　　患者女性，48 岁，无合并症，最初因胸痛、呼吸急促和乏力就诊于初级保健医生处。行经胸超声心动图检查可排除心肌炎，未见右心室衰竭征象。除血氧饱和度降低外，运动负荷试验结果正常。经体格检查，肺部听诊清晰，心率和心律均正常，未闻及杂音，无右心衰竭的临床体征。患者自诉无烟、酒或非法药物使用史。

　　由于呼吸急促持续加重，患者在初次就诊于初级保健医生处 2 周后入院，CT 检查结果提示右肺动脉血管内肿块，怀疑中心性栓塞和右肺片状梗死性肺炎（图 37.1）。

　　患者最初被诊断为急性肺栓塞和梗死性肺炎，行抗凝和抗生素治疗（图 37.2）。

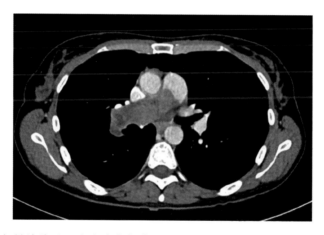

图 37.1　CT 增强扫描结果显示右肺动脉内肿块

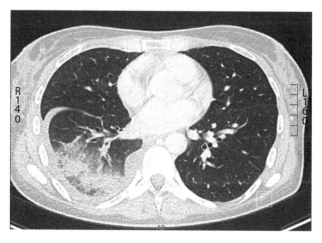

图 37.2　CT 检查结果显示右肺梗死性肺炎

　　随访时行 CT 检查，结果显示右肺动脉持续存在肿块，怀疑为恶性肿瘤。随后行 PET-CT 检查，结果显示右肺动脉存在氟代脱氧葡萄糖阳性肿块，侵犯肺动脉干，无远处转移证据（图 37.3）。经胸超声心动图显示无肺动脉高压征象，右心室至右心房（RV-RA）压差为 23mmHg。

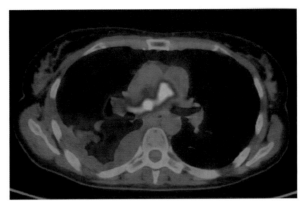

图 37.3　PET-CT 检查结果显示肺动脉内肿块的摄取

在多学科肿瘤会议中讨论病情后，建议行手术切除联合术中冰冻切片病理检查。

对患者行正中胸骨切开术、右肺扩大切除术、肺流出道切除术和左肺动脉部分切除术，亚低温体外循环下行肺动脉瓣重建和置换术（图 37.4）。由于右肺动脉周围肿瘤的范围较大，故必须行右肺切除术。术前灌注扫描结果显示右肺灌注显著减少，仅为 2.3%。此外，肺功能检查结果显示第一秒用力呼气量（forced expiratory volume in first second，FEV_1）为 2.55L。所有术前检查结果提示无右肺切除术禁忌证。

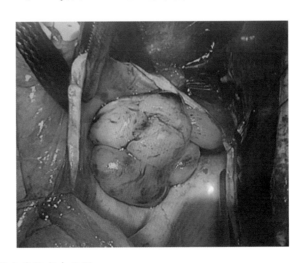

图 37.4　肺动脉内膜肉瘤的术中视图

术中冰冻切片病理检查及明确的组织学检查结果提示内膜肉瘤。

患者术后病情平稳，于术后 2 周康复出院。

由于靠近肺动脉瓣的手术切缘阳性，因此给予辅助放射治疗（共 50Gy）和辅助化学治疗。插入输液港，给予多柔比星和异环磷酰胺行 4 个疗程的化学治疗。在化学治疗的最后一个疗程，患者因中性粒细胞减少症合并败血症需要住院治疗，通过静脉给予抗生素治疗，临床症状得到改善。继续口服抗生素治疗 10d，血细胞计数恢复正常，患者出院。

术后使用维生素 K 拮抗剂进行抗凝。行化学治疗期间，当血小板低于 10×10^9/L 时，暂停抗凝治疗。

经过包括手术切除、术后放射治疗和化学治疗在内的综合治疗后，对患者行 CT 检查，定期随访。

切除术后两年余（28.25 个月），患者存活且状况良好。随访时行 CT 检查，结果提示无局部或远处复发的证据。

讨　论

PAS 是一种非常罕见的类似肺栓塞的疾病，常导致初诊不当和延误治疗，易误诊为急性或慢性肺血栓栓塞症。PAS 内血管阻塞程度与肺动脉高压的严重程度通常不匹配，可能是由于 PAS 的疾病进展更快。因此，与体外循环下 PAS 患者的扩大切除术相比，慢性肺血栓栓塞症患者的围手术期风险增加[4]。

如果条件可行，手术切除联合新辅助化疗被认为是 PAS 的主要治疗方法[3]。由于该疾病的罕见性，迄今为止，关于其治疗方案疗效的数据仍然有限，治疗的个性化匹配应始终建立在多学科肿瘤会议基础上进行讨论。

PAS 手术包括肺动脉内膜切除术、肿瘤减灭术（伴或不伴肺动脉重建）、肺叶切除术，甚至全肺切除术。根据肿瘤的位置和累及范围，通常只能在术中确定切除范围。由于 PAS 起源于血管内皮，常为双侧性，所以无法完全切除。在单侧病变中，如果患者的功能储备允许进行肺切除术，则可以进行包括全肺切除在内的手术切除。首选手术方式为正中胸骨切开术，行肺动脉内膜切除术时应采用体外循环和亚低温措施。

将病变行手术切除后，建议定期随访 CT 检查和体格检查，以便及时发现早期复发[3]。

尽管对 PAS 患者进行了积极的治疗，但是预后仍然不佳。据报道，不完全切除术后患者的中位生存期为 11 个月，接受综合治疗的患者为 24 个月[3]。

本病例的研究结果表明，采用综合治疗方法可以延长患者的生存期。

（杜文兴　译，矫文捷　审）

参考文献

[1] Kriz JP, Munfakh NA, King GS, et al. Pulmonary artery intimal sarcoma: A case report. Case Rep Oncol, 2016, 9(1):267-272.

[2] Bleisch VR, Kraus FT. Polypoid sarcoma of the pulmonary trunk: Analysis of the literature and report of a case with leptomeric organelles and ultrastructural features of rhabdomyosarcoma. Cancer, 1980, 46(2):314-324.

[3] Blackmon SH, Rice DC, Correa AM, et al. Management of primary pulmonary artery sarcomas. Ann Thorac Surg, 2009, 87(3):977-984.

[4] Mussot S, Ghigna MR, Mercier O, et al. Retrospective institutional study of 31 patients treated for pulmonary artery sarcoma. Eur J Cardiothorac Surg, 2013, 43(4):787-793.

良性梗阻性纤维上皮息肉

Reilly Hobbs, Rishindra M. Reddy

关键词

- 病例报告
- 食管肿瘤
- 纤维上皮息肉
- 食管切除术

引 言

食管良性肿块经常于行常规内镜检查和影像造影检查时被发现。根据病变的大小、恶性潜能和所在位置，可对无症状肿块进行临床观察，治疗有症状的食管良性病变的主要方法是手术或内镜切除。如果怀疑肿瘤存在恶性潜能，在制订切除计划时应考虑肿瘤学原则，食管切除术可能是最佳方法。当术前怀疑为良性肿块时，应考虑采用微创手术和替代性手术治疗以减少手术并发症。

病例汇报

患者男性，56 岁，白色人种，全身健康状况良好，向家庭医生主诉有持续两年的胸部不适、进食固体食物后吞咽困难、夜间窒息感和端坐呼吸等症状。既往无特殊疾病史，体格检查时无特殊。行食管钡剂造影检查，结果显示存在较大的食管充盈缺损（图 38.1）。随后转诊到当地社区医院，行胃镜检查术和活检，结果显示一个巨大的黏膜下肿块占据整个食管腔，病理活检无法确诊。胸部 CT 增强扫描（静脉和经口造影）结果显示，颈段食管出现一个巨大的不均匀匀状肿块，延伸 19.1cm 至胸段食管远端（图 38.2）。首诊医院建议行食管切除术。

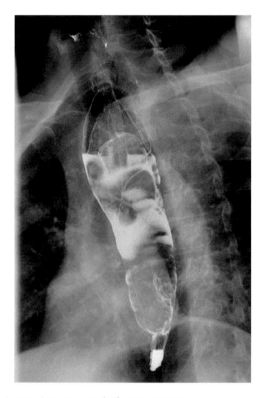

图 38.1　术前食管钡剂造影检查结果显示食管充盈缺损较大

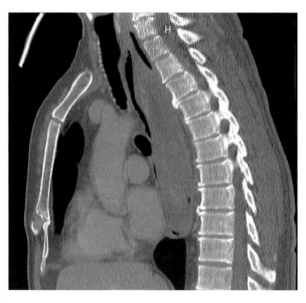

图 38.2　胸部 CT 检查结果显示一个巨大的实体肿块扩展至食管腔

　　该患者于三级医疗中心进行治疗，该中心的食管手术量很大。对患者的影像学资料和检查结果进行回顾，可知病变与良性纤维上皮息肉一致，切除息肉并保留食管是首选治疗方法。为切除息肉，对患者行左侧颈部胸骨切口入路的食管切开术，术中行食管前部肌层切开并探查黏膜下平面，在黏膜层外可以更好地了解息肉的解剖结构。确定肿块为茎秆样，起源于黏膜下层。将肿块茎部结扎并游离于食管，之后检查食管黏膜完整性，修复破损处。将肿块完全游离，但是由于直径较大，切开后将肿块从颈部切口移出。将胸骨柄处用钢丝缝合，并放置鼻胃管。最终根据病理结果诊断为良性纤维上皮息肉，大小为 13cm×9cm×6cm（图 38.3），未做进一步的术后检查和化验。术后第 2 天拔除胃管，行食管造影检查，未发现任何瘘的迹象（图 38.4）。患者在术后第 4 天出院，可进软食，一段时间后过渡到正常饮食，术后随访期间未出现吞咽困难症状。

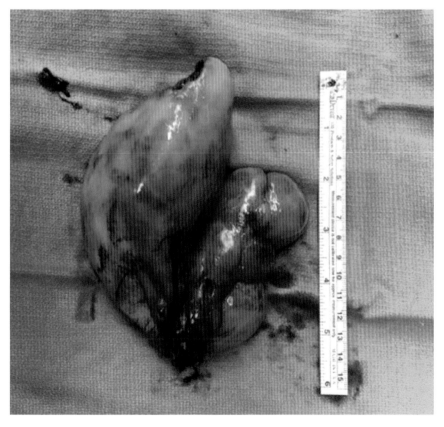

图 38.3　双叶纤维上皮息肉的大体病理图像

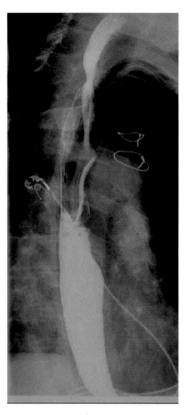

图 38.4　术后第 2 天行食管钡剂造影检查，结果显示通过食管的造影剂正常流动，食管淤滞和梗阻得到解除

讨　论

　　纤维上皮息肉是一种生长缓慢的良性中胚层病变，恶性潜能较低，通常表现为泌尿生殖道的皮肤病变（皮赘）和息肉，也可以生长在整个胃肠道和呼吸道。食管纤维上皮息肉约占所有良性食管病变的 1%，是食管内最常见的良性腔内肿瘤[1]。由于正常的上覆黏膜，内镜下很难识别这些病变。

　　在组织学上，纤维上皮息肉是一种有蒂的黏膜下病变，由纤维血管组成，被鳞状上皮覆盖。较大的纤维上皮息肉可能有一个脂肪瘤样的核心，恶变很少见，但是有报道显示其可转化为鳞状细胞癌和腺癌。纤维上皮息肉通常出现在位于咽 – 食管交界处附近的食管上 1/3 的疏松蜂窝组织中，此处也称莱默三角（Laimer's triangle）[2]。由于正常食管的蠕动，息肉缓慢扩大并延长，表现为茎秆样肿块。大小超过 5cm 的息肉称为巨大纤维上皮息肉。

　　食管纤维上皮息肉多发于中老年男性，常出现非特异性症状，包括吞咽困难、体重减轻、溃疡出血、胸部不适、端坐呼吸、呼吸困难，但是很少因食管反流到气道而出现窒息[3]。该疾病的诊断非常具有挑战性，需要进行全面的病史和体格检查，充分利用内窥镜和放射学手段。由于难以识别食管近端的柄部及息肉的上皮覆盖层，内镜检查结果通常是非特异性的，这些息肉类似于正常食管息肉。超声内镜检查和细针吸取细胞学检查等辅助手段可以提高内窥镜的诊断率。食管钡剂造影检查结果通常显示管腔充盈缺损光滑，伴有不同程度的分叶和梗阻。CT 检查和 MRI 检查等横截面检查结果通常显示一个界限清楚的均质肿块，可能含有脂肪组织[4]。仔细检查局部腺样病变对于排除潜在的恶性肿瘤很重要。当有可疑的恶性特征时，应考虑进一步尝试组织诊断或 PET 扫描。

巨大纤维上皮息肉的治疗手段主要为内镜下切除术或手术切除。对于解剖结构良好的患者来说，内镜下切除术是一种很有吸引力的选择。常见的内镜下切除术面临的挑战包括黏膜下定位、多变的供血血管、无法从黏膜下平面解剖及息肉的取出[4]。该疾病的外科切除手段多种多样，包括食管切除术、开胸术联合食管切除术和息肉切除术、微创胸腔镜息肉切除术和颈部食管切除术[5]。目前尚无相关的报道，通过左颈部探查后胸骨切开入路是治疗巨大纤维上皮息肉的合理方法，可避免开胸手术切口的相关并发症，同时不进行食管切除也可有效减少食管手术后的长期并发症。

（秦毅　译，矫文捷　审）

参考文献

[1] Mufalli Behar P, Arena S, Marrangoni AG. Recurrent fibrovascular polyp of the esophagus. Am J Otolaryngol Neck Med Surg, 1995, 16:209-212.

[2] McLean JN, DelGaudio JM. Endoscopic resection of a giant esophageal polyp: Case report and review of the literature. Am J Otolaryngol Head Neck Med Surg, 2007, 28:115-117.

[3] Sargent RL, Hood IC. Asphyxiation caused by giant fibrovascular polyp of the esophagus. Arch Pathol Lab Med, 2006, 130:725-727.

[4] Ascenti G, Racchiusa S, Mazziotti S, et al. Giant fibrovascular polyp of the esophagus: CT and MR findings. Abdom Imaging, 1999, 24:109-110.

[5] Peltz M, Estrera AS. Resection of a giant esophageal fibrovascular polyp. Ann Thorac Surg, 2010, 90:1017-1019.

了解食管胃肠道间质瘤的"要点"

Grant Lewin, Samine Ravanbakhsh, Christopher W. Seder, Ozuru Ukoha

🔑 关键词

- 胃肠道间质瘤
- 食管
- 病例报告

引 言

　　胃肠道间质瘤（gastrointestinal stromal tumor，GIST）是胃肠道中最常见的间充质肿瘤，仅占所有胃肠道恶性肿瘤的 0.1%~3%，最常见于胃（60%~70%）和小肠（20%~30%）[1-2]。食管 GIST 占所有 GIST 的 1%~2%，目前通常根据胃和肠道所对应的疾病来管理[3]。在临床发展过程中，食管 GIST 是最多见的平滑肌瘤。随着免疫组织化学染色技术的发展，CD117（c-kit）和 CD34 的染色有助于区分这些肿瘤并明确 GIST 的诊断[1,4]。尽管如此，由于该疾病影像学检查和内窥镜下的表现与其他肿瘤难以区分，术前明确食管恶性肿瘤或良性食管疾病的诊断仍然非常困难。此外，对于最佳手术方式是肿瘤切除术还是食管切除术，目前仍存在争议[5]。此病例报道概述了食管 GIST 在诊断和治疗方面的挑战。

病例汇报

　　患者女性，50 岁，因进食后哽咽感 8d 就诊。患者进食固体及液体食物时出现进行性吞咽困难近 4 年，期间体重减少 5kg，无其他特殊病史。体格检查结果正常，实验室检查指标水平均在正常范围内，食管造影检查结果显示食管远端右移，无完全闭塞或对比度的显著延迟（图 39.1）。上消化道内镜检查结果显示食管自切牙 25~35cm 处受到压迫，管腔部分变窄，内镜无法越过病变部位（图 39.2）。CT 检查结果显示中纵隔内有一大小为 9.4cm×6.8cm 的软组织肿块影，内有钙化，肿块上方食管适度扩张。

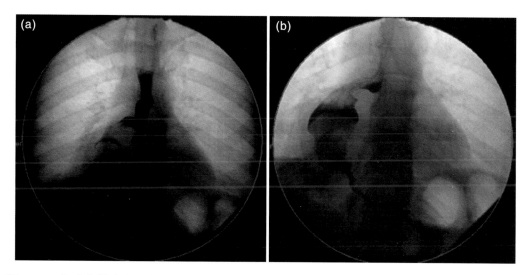

图 39.1　术前食管造影检查结果显示食管下半部移位，但是未完全闭塞

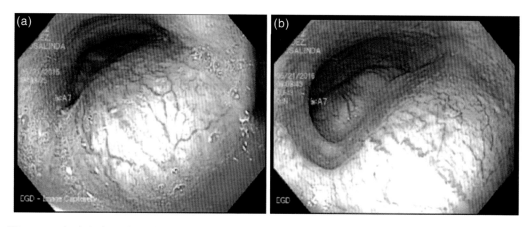

图 39.2　术前上消化道内镜检查结果显示食管受压

对患者行择期手术，通过右侧开胸术探查胸部。在后纵隔内可见一个大肿块，从隆突水平延伸至胃食管交界处。术中送冰冻切片，活检结果提示可见梭形细胞和平滑肌细胞。考虑到肿瘤在解剖结构上与食管黏膜密不可分，因此决定行 Ivor-Lewis 食管切除术。

患者手术顺利，对手术耐受良好。术后第 5 天行吞咽检查时未见异常。随后开始流质饮食，在耐受的情况下逐渐改为软饮食，手术期间放置空肠营养管行肠内营养支持。术后第 8 天，患者顺利康复，停止肠内营养，出院。

病理分析结果显示肿块为 GIST，大小为 10.7cm × 7.6cm × 7.8cm，侵及食管壁，延伸至上皮，有坏死和纤维化区域，无淋巴血管或周围神经浸润，所有区域淋巴结均无转移。在食管周围脂肪组织中可见两个肿瘤结节，切缘阴性，免疫组织化学染色结果显示 CD117（c-kit）、CD34、DOG1、平滑肌肌动蛋白和结蛋白为阳性，AE1/AE3 和 S-100 为阴性。每 50 个高倍视野有 5~6 个有丝分裂，未进行分子遗传学研究测试 [例如 kit 或血小板衍生生长因子受体 α（PDGFRA）突变分析]。根据肿瘤大小、有丝分裂率和食管周围脂肪组织中的转移性肿瘤结节，确定患者处于疾病进展高风险。术后开始服用甲磺酸伊马替尼，每天 300mg，但是因无法耐受药物副作用减至 100mg，每天两次。术后 2 年，患者一直按照该剂量服用药物，几乎每两个月进行一次门诊随访。复查胸部 CT 和胃镜检查术，结果均提示未见局部或远处复发征象。

讨 论

食管 GIST 在诊断和治疗方面均存在一些显著挑战，如吞咽困难、体重减轻和贫血 [1,5]。诊断吞咽困难的检查包括食管造影检查、CT 检查和上消化道内镜检查。这些临床检查、影像学检查和内镜检查结果与许多实体肿瘤疾病的表现通常非常相似，因此需要广泛的鉴别诊断，包括 GIST、平滑肌瘤、平滑肌母细胞瘤和平滑肌肉瘤 [1,4]。在一项入组 29 例食管 GIST 病例的研究中，结果显示，与平滑肌瘤相比，该疾病在临床表现、症状学或内窥镜检查方面无差异 [1]。这两种疾病的鉴别诊断至关重要，因为平滑肌瘤更常见，并且是真正的良性肿瘤，而食管 GIST 具有更大的恶性潜力，通常需要更加积极的干预 [1-2]。

随着时间的推移，虽然食管肿瘤病例数保持相对稳定，但是诊断为 GIST 的患者数量增加，诊断为平滑肌肉瘤的患者数量减少，这表明以往对食管 GIST 的诊断存在不足 [5]。这可能是因为免疫组织化学染色提高了常见 GIST 标志物 CD117（c-kit）和 CD34 的诊断准确性，然而这些标志物在平滑肌瘤中并不表达。此外，对其他间充质肿瘤通常行 S-100 和结蛋白染色，两者分别代表神经和肌肉来源的组织 [4-5]。这些特定标志物的鉴定有助于区分 GIST 与其他肿瘤。这种病理检测结果通常在手术后才能获得，术前通常不进行活检。

对于许多吞咽困难的患者，影像学检查结果中出现光滑、界限清楚、低回声、黏膜下食管肿块时通常不做活检[5]。虽然这种表现与良性疾病（如平滑肌瘤）一致的可能性很高，但是活检可能会加剧后期手术摘除的困难和复杂程度。一些学者建议在内镜检查时行细针抽吸活检，如超声内镜检查术和细针穿刺术，此检查可以成为获得明确诊断的有效方式，并且出现并发症的风险低，不影响最终的手术切除结局[1-3]。

　　GIST 手术的最终目标是完全切除肿瘤，切除范围必须以肿瘤大小、特征和位置为指导。基于解剖学考虑，食管 GIST 的处理方式与胃和肠道 GIST 不同[5]。胃和肠道有浆膜层，可以限制肿瘤和肠系膜，因此可以进行部分切除或"楔形"切除，而食管的手术选择仅限于肿瘤切除术或食管切除术[1]。对于良好组织学（有丝分裂计数低，无坏死）和局限于食管壁的小病变（＜2cm），建议行局部切除术。对于较大的肿瘤或累及胃食管交界处的肿瘤，多数外科医生建议行食管切除术[5]。许多学者确定 6cm 为阈值，以区分是否需要行食管切除术[1-3]。在一些研究中，已经开始对超过 9cm 的肿瘤使用由伊马替尼组成的辅助药物方案进行治疗[1-3,5]。

　　食管 GIST 切除术后的长期结局在很大程度上是未知的，因为多数研究的随访时间很短[5]。目前已发表的有限报道中，该疾病的复发率和死亡率仍然很高。有丝分裂指数和大小已被确定为评估食管 GIST 预后的指标。类似于胃和小肠的 GIST，甲磺酸伊马替尼的使用在此类病例中已取得一定的成功。

　　食管 GIST 是一种罕见的实体肿瘤，发病机制等尚未完全了解，通常临床表现为吞咽困难，鉴别诊断范围包括从良性疾病（如胃食管反流病、贲门失弛缓症和狭窄）到各种良性和恶性潜能的肿瘤。研究表明，肿瘤大小、有丝分裂活动情况和手术技术对于食管 GIST 切除术的预后至关重要。对于有丝分裂指数低、包膜良好的较小肿瘤，可以行肿瘤切除手术；对于较大肿瘤和更具侵袭性的肿瘤来说，食管切除术是更理想的手术方式。当肿物具有完整的黏膜和特征性外在压迫的表现时，超声内镜引导细针穿刺抽吸术在食管肿瘤诊断中的价值不应被忽视。如果诊断为 GIST 的肿瘤较大或具有侵袭性时，分期手术切除和新辅助治疗可以提高患者的生存率。尽管该患者未行 PET 检查，但是 GIST 具有氟代脱氧葡萄糖亲和性，因此 PET 检查是被推荐的辅助检查手段之一。该患者未行基因突变分析，但是应对类似病例考虑进行基因突变检测，因为该检测在预测患者对酪氨酸激酶抑制剂的反应和改善具有 PDGFRA 突变的 GIST 肿瘤患者的预后方面具有重要价值[6]。

（崔力元　译，杨朋　审）

参考文献

[1]   Blum MG, Bilimoria KY, Wayne JD, et al. Surgical considerations for the management and resection of esophageal gastrointestinal stromal tumors. Ann Thorac Surg, 2007, 84:1717.

[2]   Duffaud F, Meeus P, Bertucci F, et al. French Sarcoma Group. Patterns of care and clinical outcomes in primary oesophageal gastrointestinal stromal tumours (GIST): A retrospective study of the French Sarcoma Group (FSG). Eur J Surg Oncol, 2017, 43(6):1110-1116.

[3]   Maleddu A, Pantaleo MA, Nannini M, et al. The role of mutational analysis of KIT and PDGFRA in gastrointestinal stromal tumors in a clinical setting. J Transl Med, 2011, 9:75. PMC 3224648.

[4]   Miettinen M, Sarlomo-Rikala M, Sobin LH, et al. Esophageal stromal tumors: A clinicopathologic, immunohistochemical, and molecular genetic study of 17 cases and comparison with esophageal leiomyomas and leiomyosarcomas. Am J Surg Pathol, 2000, 24:211-222.

[5]   Robb WB, Bruyere E, Amielh D, et al. Esophageal gastrointestinal Stromal Tumor: Is tumoral enucleation a viable therapeutic option? Ann Surg, 2015, 261(1):117-124.

[6]   Shinigare AB, Zukotynski KA, Krajewski KM, et al. Esophageal gastrointestinal stromal tumor: Report of 7 patients. Cancer Imaging, 2012, 12:100-108.

Prader-Willi 综合征合并急性食管坏死

Danuel V. Laan, Betty Allen, John Agzarian, Phillip G. Rowse,
Shanda H. Blackmon

关键词

- 急性食管坏死
- 黑色食管
- Prader-Willi 综合征

引 言

"黑色食管"是一种极为罕见的经内镜检查发现的疾病,发生率仅接近0.001%。在已发表的英文文献中,仅有 100 例左右的病例。该疾病可发生于每个年龄段,但是最常见于 60 岁以上的男性(4:1)。弥漫性食管坏死最常见于老年患者,也可见于具有血栓形成危险因素的年轻患者。对这种罕见疾病认识的加深有助于提高诊断和治疗的成功率。

病例汇报

患者男性,46 岁,患有 Prader-Willi 综合征(普拉德 – 威利综合征),因呼吸困难而入院治疗。疑似右肺下叶感染,胸部 X 线检查结果显示右肺下叶实变,伴白细胞增多。在住院第 2 天,患者突然出现呕血症状,血红蛋白急性下降20g/L,行胃镜检查术(esophagogastroduodenoscopy,EGD)后结果显示食管下 2/3 处有白色渗出物,周围出现黑色病变(图 40.1)。考虑到出现坏死和穿孔的风险,未行活检。

胸部计算机体层成像血管造影（computed tomographic angiography，CTA）结果显示食管弥漫性扩张和管壁增厚（图 40.2），食管动脉未见显影，其他部位的血流动力学稳定。一系列实验室检查结果显示血红蛋白未进一步下降。未行口服药物治疗，而是开始行质子泵抑制剂治疗（泮托拉唑 80mg，静脉注射，每日两次）。住院第 4 天，行食管钡剂造影检查，结果显示无造影剂外渗（图 40.3）。随后患者开始流质饮食，于第 5 天出院，口服泮托拉唑，计划在 1 周内过渡到软质饮食。2 周后，随访结果提示患者饮食改善顺利，无吞咽困难的迹象。6 个月时，患者可以耐受一般饮食，并停用所有抑酸药。随访 1 年，患者未再出现吞咽困难，继续保持正常饮食。由于患者无异常症状，故未行食管钡剂造影或内镜检查。

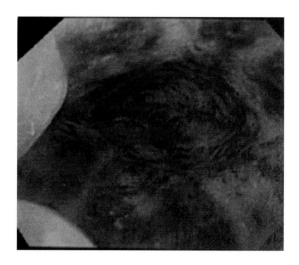

图 40.1 EGD 结果显示食管下 2/3 有白色渗出物区域，周边出现黑色变

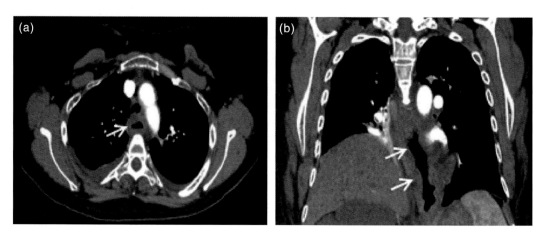

图 40.2 胸部 CTA 结果显示食管弥漫性扩张和管壁增厚：（a）横截面视图；（b）冠状视图（白色箭头指示食管）

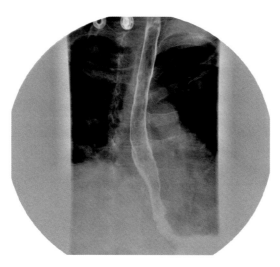

图 40.3　食管钡剂造影检查结果显示住院第 4 天时造影剂无外渗

讨　论

急性食管坏死（acute esophageal necrosis，AEN）或"黑色食管"是一种极为罕见的内镜检查表现，发生率仅接近 0.001%[1]。在已发表的英文文献中，只有约 100 例的病例报道，该疾病是一种罕见的诊断，被最广泛引用的文献是 Gurvits 的综述[2]。尽管该疾病可发生于各个年龄段，但是最常见于 60 岁以上的男性（4:1）。AEN 发生的确定风险因素包括糖尿病（24%）、恶性肿瘤（20%）、高血压（20%）、酗酒（10%）和冠状动脉疾病（9%）。发生 AEN 时最常见的临床表现是胃肠道出血，其症状是呕血、咖啡渣样呕吐和黑便[2]。

AEN 的发生可能是由组织灌注不足（低流量状态）、黏膜屏障受损和胃液分泌导致反流损伤等多种因素引起的。虽然未对该病例进行活检，但是已报道的文献中组织学结果提示周围炎症，以及黏膜和黏膜下层坏死[2]。

考虑到患者无其他血管病、癌症或糖尿病等危险因素，我们认为该患者罹患 AEN 最有可能与 Prader-Willi 综合征有关。患者具有 Prader-Willi 综合征的特征，包括婴儿肌张力减退、出生时喂养困难、生长不良和发育迟缓，以及额头窄、杏仁眼、身材矮小、手脚小等特征。以往的基因检测结果显示 15 号染色体的父系缺失，此可明确诊断。文献报道中已详细记载 Prader-Willi 综合征与自发性血栓的形成有关[3]。据我们所知，以前并未报道由 Prader-Willi 综合征引起的食管缺血病例。

AEN 非手术治疗的基础措施包括及时复苏以纠正低灌注或低流量状态，零口服药以避免食管穿孔，静脉注射质子泵抑制剂或组胺受体拮抗剂以缓解黏膜屏障损伤，积极纠正其他潜在的危重疾病[2]。由于存在穿孔的风险，故应避免插入胃管。

对于潜在败血症、免疫功能低下、快速恶化或疑似穿孔的患者，应经验性应用广谱抗生素。根据 Gurvits 等人对 AEN 的综述，近 1/3 的 AEN 患者可发生死亡。然而，多数患者的死亡原因与潜在的危重疾病有关。在 ΛEN 中食管穿孔的发生率接近 7%，是 AEN 特异性死亡的主要原因[4]。

当确诊出现无法控制的食管穿孔时，需要行手术干预。AEN 病变部位通常在食管的下 2/3，由于组织严重失活，穿孔时不建议行一期缝合，食管改道重建可能是最好的治疗方法[5]。然而，考虑到疾病的复杂性和病变范围，在临床上可以考虑行内镜联合微创手术的治疗方法。另外，行 AEN 相关食管狭窄且难以扩张的手术治疗时应遵循食管重建原则，适当条件下可以采用食管胃吻合术或替代导管重建术。

（崔力元　译，杨朋　审）

参考文献

[1]　Moreto M, Ojembarrena E, Zaballa M, et al. Idiopathic acute esophageal necrosis: Not necessarily a terminal event. Endoscopy, 1993, 25(8):534-538. http://www.ncbi.nlm.nih.gov/pubmed/8287816. Accessed September 24, 2017.

[2]　Gurvits GE. Black esophagus: Acute esophageal necrosis syndrome. World J Gastroenterol, 2010, 16(26):3219-3225. doi:10.3748/WJG.V16.I26.3219.

[3]　Page SR, Nussey SS, Haywood GA, et al. Premature coronary artery disease and the Prader-Willi syndrome. Postgrad Med J, 1990, 66(773):232-234. http://www.ncbi.nlm.nih.gov/pubmed/2362894.

[4]　Gurvits GE, Shapsis A, Lau N, et al. Acute esophageal necrosis: A rare syndrome. J Gastroenterol, 2007, 42(1):29-38. doi:10.1007/s00535-006-1974-z.

[5]　Sancheti MS, Fernandez FG. Surgical management of esophageal perforation. Oper Tech Thorac Cardiovasc Surg, 2015, 20(3):234-250. doi:10.1053/J.OPTECHSTCVS. 2016.02.002.

巨大食管平滑肌瘤摘除术联合一期食管修复

Tessa Watt, Rishindra M. Reddy

 关键词

- 病例报告
- 食管修复
- 巨大食管平滑肌瘤

引 言

食管良性肿瘤少见，其中食管平滑肌瘤约占食管原发性良性肿瘤的 2/3[1]。大多数患者无症状，病变为偶然发现，并且约一半肿瘤的直径小于 5cm[2]。对于无症状的较小病变患者（直径 <5cm），可行保守治疗，随访时应定期行内镜或 CT 检查[3]。对于中等大小的肿瘤（直径为 5~8cm），经胸黏膜外钝性摘除术是标准治疗；对于黏膜广泛受累并损伤的巨大食管平滑肌瘤（直径为 8~10cm），可行食管切除术[4-5]。本报道详细介绍了 1 例巨大食管平滑肌瘤切除术联合一期修复保留食管的病例。

病例汇报

患者女性，41 岁，白色人种，肥胖者。因背部疼痛及进行性气短 9 月余就诊于初级保健医生处。CT 检查结果显示食管下段肿物（图 41.1）。食管钡剂造影检查结果显示食管远端受压变窄（图 41.2）。1 个月后复查胸部 CT 检查，提示肿物大小无变化，PET 检查结果显示食管远端巨大的高代谢肿物。组织活检结果提示低级别平滑肌肿瘤，符合平滑肌瘤。随后，将患者转诊至胸外科进行手术评估。

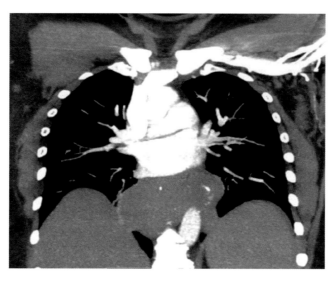

图 41.1 CT 检查结果显示巨大食管肿瘤

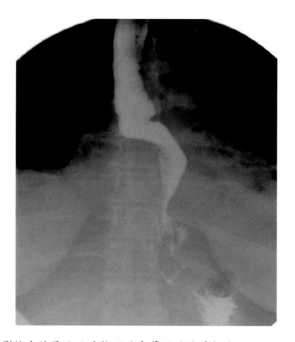

图 41.2 食管钡剂造影检查结果显示肿物压迫食管远端使其扭曲

　　回顾患者的原始影像学资料，可测量到一个大小为 12cm 的食管肿物，经组织活检重新评估后确定为正常的胃组织，而非平滑肌瘤。复查食管超声内镜及组织活检病理结果，证实为平滑肌瘤。对该患者计划行经胸食管肿物摘除术联合食管修复，同时可能行 Belsey 胃底折叠术。如果不能对食管进行一期修复或术中冰冻切片病理检查结果提示食管癌，则行食管切除术。

对患者行经第 6 肋间的标准左后外侧入路开胸手术。在肺静脉水平以上游离食管，可见肿块质地较硬且已凸入右侧胸膜腔，未形成明显疝囊。在解剖过程中，应注意识别并结扎和切断胸导管。在未进入右侧胸膜腔的情况下，将肿块和食管在主动脉和心包间完整剥离，并从右胸中游离。整个肿块位于胃食管交界处之上，呈哑铃型，环食管黏膜前外侧约 270°。摘除肿块后，可见食管黏膜有一 5cm 的破损，遂使用 4-0 薇乔缝线连续缝合行一期修复。用夹子标记黏膜缺损的顶部和底部。在麻醉状态下借助视觉和触觉将鼻胃管放置于胃内，随后将盐水倒入胸腔，夹闭胃食管交界处的食管，并请麻醉师通过鼻胃管注入空气，从而对修补部位进行漏气试验，结果显示黏膜处无任何渗漏的迹象。然后将薄弱的食管肌肉敷于修复区域，用可吸收缝线固定。

将肿块送至病理科行病理检查（图 41.3），结果显示肿瘤大小为 12cm×8cm×6cm，大体标本及冰冻切片病理检查结果均符合平滑肌瘤。最终病理结果证实为食管平滑肌瘤病。

术后患者气短症状立刻得到明显改善，恢复过程正常，无并发症，顺利出院。随访 3 个月，患者吞咽困难症状消失，恢复正常饮食，但是出现轻度腹胀、打嗝等症状，偶伴嗳气，无烧心、反酸等，胸痛和呼吸困难症状已完全消失。

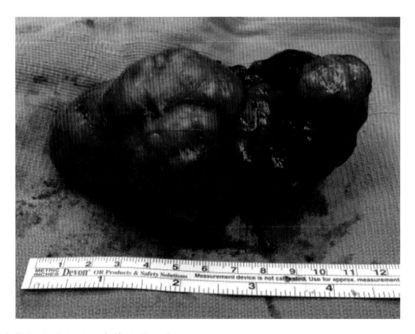

图 41.3　完整切除的分叶状食管平滑肌瘤

讨 论

在食管良性肿瘤中，平滑肌瘤最为常见。由于黏膜损伤及恶性平滑肌肉瘤的转化，故通常需要对较大的平滑肌瘤行食管切除术。在本案例中，我们成功摘除一个巨大的平滑肌肉瘤，并进行一期食管修复，同时避免了食管切除术。术后患者无严重并发症，气短症状迅速缓解。根据我们前期的临床经验可知，由于食管切除术后并发症较多，所以对于任何大小的肿瘤均应认真考虑切除术和一期修复的重要性。尽管并非所有的巨大食管平滑肌瘤均能得到成功摘除，并且避免行食管切除术，但是在可能的情况下应尽量保留食管手术，这是值得尝试的。

（潘茂杰 译，杨朋 审）

参考文献

[1] Seremetis MG, Lyons WS, deGuzman VC, et al. Leiomyomata of the esophagus: An analysis of 838 cases. Cancer, 1976, 38:2166-2177.

[2] Lee LS, Singhal S, Brinster CJ, et al. Current management of esophageal leiomyoma. J Am Coll Surg, 2004, 198:136-146.

[3] Xu GQ, Qian JJ, Chen MH, et al. Endoscopic ultrasonography for the diagnosis and selecting treatment of esophageal leiomyoma. J Gastroenterol Hepatol, 2012, 27:521-525.

[4] Rijcken E, Kersting CM, Sinninger N, et al. Esophageal resection for giant leiomyoma: Report of two cases and a review of the literature. Langenbecks Arch Surg, 2009, 394:623-629.

[5] Qi-Xin S, Yu-Shang Y, Wen-Ping W, et al. Missed diagnosis of esophageal leiomyoma leading to esophagectomy: A case report and review of literatures. J Thorac Dis, 2018, 10(1):E65-E69.

食管切除术联合结肠间置术后发生原发性结肠癌1例

Alexander A. Brescia, Mark B. Orringer, Rishindra M. Reddy

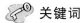 **关键词**

- 经裂孔食管切除术
- 结肠间置
- 食管癌
- 结肠癌
- 病例报告

引 言

目前，对于食管良恶性疾病的治疗，许多研究中心选择经裂孔食管切除术（transhiatal esophagectomy，THE）联合颈部食管胃吻合术（cervical esophagogastric anastomosis，CEGA）的手术方式。最大宗的系列报道结果显示，新的食管代替物中97%是胃，3%是结肠[1]，同时也有个别报道将"高灌注"的空肠作为选择[2]。胃代食管的THE术在全国各中心中均有不同的报道，而关于结肠和空肠代食管的研究通常由手术量大的高级食管中心报道。对于肿瘤患者，术后随访对监测肿瘤复发十分重要，也可能会同时发生代替物的原发肿瘤[3]。

病例汇报

患者男性，58岁，白色人种，因食管反流在社区医院检查时发现大段的Barrett食管炎病变。对患者行THE治疗，最终病理结果提示Barrett食管合并高级别异型增生。患者术后发生急性呼吸窘迫综合征、左侧声带麻痹、吻合口瘘、吻合口破裂伴纵隔炎，8d 后行食管胃吻合术、颈部食管造口术、经腹胃切除术及营养管置入。7 个月后，体力逐步恢复，行经胸骨后路径的结肠间置手术以重建消化道（图 42.1）。术后恢复良好，无吞咽困难及反酸症状。

术后 6 年行上消化道内镜检查时，可见其颈部食管结肠吻合口处有一微小息肉，活检病理结果提示良性病变。随后 6 年，对患者间断性行内镜检查监测。直到结肠间置术后 12 年，在距离门齿 20cm、紧贴吻合口远端处可见一个 3.5~4cm 的肿物，余间置结肠及吻合口正常，伴结肠冗长。活检结果提示浸润性腺癌，符合原发性结肠癌的表现。颈、胸、腹部的钡剂造影检查及 CT 检查结果仅提示结肠肠壁轻度增厚（图 42.2），无其他疾病。将患者接入手术室，通过劈开部分胸骨切除左侧胸骨后近端 8cm 的部分结肠，重新行食管结肠颈部吻合。冗长的结肠使得切除 8cm 结肠后仍可做一期吻合（图 42.3）。最终病理结果显示大小为 3.5cm 的腺癌侵及固有肌层，切缘及两枚淋巴结为阴性，病理分期为 T2N0M0，Ⅰ 期结肠癌。患者术后仅出现一过性房颤，术后 10d 出院。

患者术后出现切口渗液增多，于是重新打开切口并填塞，术后约 2 个月时行胸骨清创术。最后一次就诊时间是在因结肠癌行结肠部分切除术后 14 年、行 THE 术后 26 年，当时患者未诉不适，肠蠕动正常，经口进食良好。

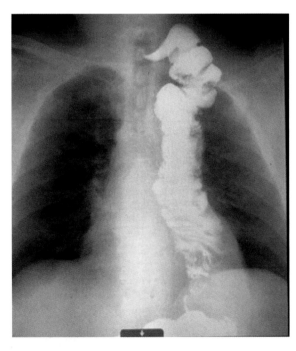

图 42.1 *初始结肠间置术后行钡剂造影检查图片*

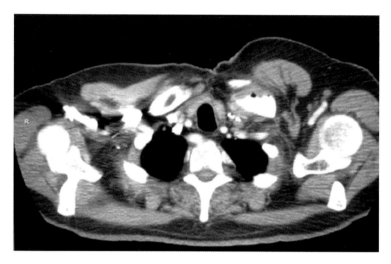

图 42.2　CT 检查结果提示新发结肠癌黏膜增厚

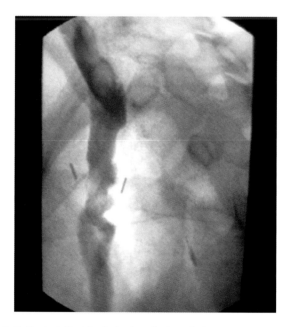

图 42.3　钡剂造影检查结果显示结肠切除术后冗长结肠消失

讨 论

这是 1 例罕见病例，患者因高级别 Barrett 异型增生而行 THE 术，术后因并发吻合口破裂行食管造口术，随后行胸骨后结肠间置术。术后 12 年可见原发结肠浸润性腺癌，成功切除。尽管每次手术后都发生了一系列的并发症，但是患者 26 年后依然存活。

该患者的临床经历凸显了有效的消化道重建及肿瘤随访的重要性。THE 术后吻合口瘘的发生率在 9%~14% 之间 [1]。对该患者行 CEGA 术后因吻合口渗漏液进入胸腔导致纵隔炎。患者有 35 年的烟龄，术前戒烟 1 个月，初次手术后共住院 57d。CEGA 术后吻合口瘘的高危因素包括一系列的术前合并症、吸烟史、术后心律不齐、较晚的病理分期和吻合技术（如侧侧吻合和手工吻合）[4]。

最初评估时，该患者健康状况不佳，并且因首次住院及相关并发症处于恢复过程。因患者首次行食管切除术，我们制订了缜密的术前方案，包括戒烟、诱导性肺功能训练器的使用，以及每天步行 1~3 英里（1.61~4.83km），这些均可改善患者预后 [1]。对于接受新辅助放化疗的患者，我们会重新获得分期的影像资料，在治疗完成后 4~6 周行食管切除术。该病例中病理结果提示高级别异型增生的 Barrett 食管。患者在行胸骨后结肠间置术前已经恢复 7 个月。

结肠间置术后，应将关注的重点转移到术后恢复和术后监测方面。对于这例高级别异型增生及结肠间置的患者，监测内容包括术后 1 个月、2 个月、6 个月、18 个月和 42 个月的随访，以及根据临床需要行间置结肠的内镜检查。在结肠间置术后 12 年行内镜检查，结果可见可疑肿物。

随后行疑似结肠癌检查，重要检查包括影像学检查和内镜检查，排除转移病灶及局部浸润病变。一旦发现间置结肠内有可疑息肉或肿物，应首先考虑与胃肠病学专家进行多学科合作，以确定病变是食管癌复发、原发性结肠癌，还是其他部位的转移瘤。对于本例患者，由于最初切除的标本为高级别异型增生的 Barrett 食管，食管癌复发的可能性不太大，并且未发现其他远处肿瘤，所以原发性结肠癌的可能性最大。依据美国国立综合癌症网络（NCCN）指南，对于 I 期结肠癌患者，术后定期监测的内容应包括病史、体格检查、癌胚抗原监测和结肠镜检查 [5]。

该病例资料提供了一系列特有的术后并发症，以及两种原发病的管理及随访策略，即高级别异型增生的 Barrett 食管和随后发生的间置结肠的原发结肠癌。

（潘茂杰　译，杨朋　审）

参考文献

[1]　Orringer MB, Marshall B, Chang AC, et al. Two thousand transhiatal esophagectomies: Changing trends, lessons learned. Ann Surg, 2007, 246(3):363-372; discussion 372-374.

[2]　Blackmon SH, Correa AM, Skoracki R, et al. Supercharged pedicled jejunal interposition for esophageal replacement: A 10-year experience. Ann Thorac Surg, 2012, 94(4):1104-1111.

[3]　Shersher DD, Hong E, Warren W, et al. Adenocarcinoma in a 40-year-old colonic interposition treated with Ivor Lewis esophagectomy and esophagogastric anastomosis. Ann Thorac Surg, 2011, 92(6):e113-e114.

[4]　Cooke DT, Lin GC, Lau CL, et al. Analysis of cervical esophagogastric anastomotic leaks after transhiatal esophagectomy: Risk factors, presentation, and detection. Ann Thorac Surg, 2009, 88(1):177-184; discussion 184-185.

[5]　Engstrom PF, Arnoletti JP, Benson AB Ⅲ, et al., National comprehensive cancer network. NCCN Clinical Practice Guidelines in Oncology: Colon cancer. J Natl Compr Canc Netw, 2009, 7(8):778-831.

病例 43

食管胃结合部混合性海绵状血管淋巴管瘤

Kimberly Song, Christopher W. Seder, Ozuru Ukoha

 关键词

- 食管血管淋巴管瘤
- 食管肿瘤
- 良性食管肿瘤
- 血管异常
- 食管切除术

引 言

　　食管血管瘤是源自食管黏膜下层的血管源性肿瘤，在临床中很少见，仅占食管良性肿瘤的 3%，通常无症状[1]。最常见的症状包括吞咽困难、呕血，后者存在致命风险。混合性血管淋巴管瘤（或脉管瘤）是腔内壁衬以内皮细胞的、不同性质的血管浸润形成的肿瘤[2]。脉管瘤极其罕见，以往文献中仅有关于小儿食管病例的报道。本章中，我们报道 1 例经食管切除术治疗、食管胃结合部的、有症状的混合性血管淋巴管瘤。

病例汇报

　　患者男性，61 岁，西班牙裔，主诉有进行性乏力症状，既往有胃食管反流病及高血压病史。无体重下降，无便血、呕血，无吸烟、饮酒史，母亲有食管癌病史。体格检查时营养状况良好，轻微上腹部压痛。血常规检测结果提示贫血，血红蛋白为 120g/L。消化内科医生对患者行内窥镜检查，结肠镜结果提示未见异常，上消化道内镜检查时可见一从距门齿 20cm 处到食管胃结合部的、柔软、浅蓝色黏膜下息肉样病变（图 43.1），胃及十二指肠球部正常。由于患者有血管增生的表现，故未行活检。PET-CT 检查结果显示食管增厚，大小为 12cm×11cm×8cm 的低衰减肿块从隆突延伸至食管胃结合部，代谢活动增加区域的 SUV 值为 2.5~7.6（图 43.2）。未发现腋窝、纵隔或肺门淋巴结肿大。行超声内镜检查，结果显示近环周由囊性及富血管区域组成的混杂密度为特征的肿物（图 43.3）。

　　该患者在失访 6 个月后因吞咽困难及血红蛋白较低（106g/L）再次就诊。由于症状持续存在，建议对该患者行 Ivor-Lewis 食管切除术。行右后外侧开胸术，术中可见占食管远端 1/3 的血管样肿物。术中确定切缘阴性后，采用标准术式切除远端食管及近端胃。患者术后恢复良好，术后 7d 出院，无并发症，可流质饮食。最终病理结果提示混合性海绵状血管淋巴管瘤。

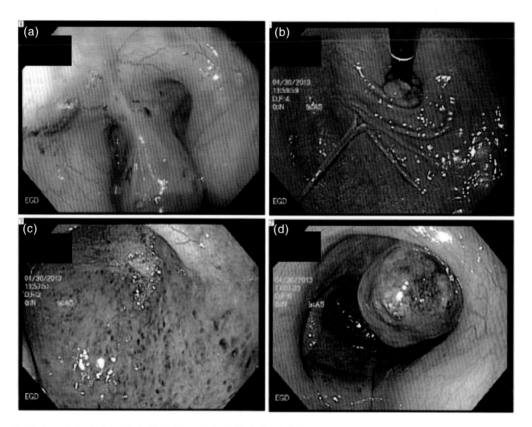

图 43.1　消化道内镜检查结果提示巨大浅蓝色食管肿物

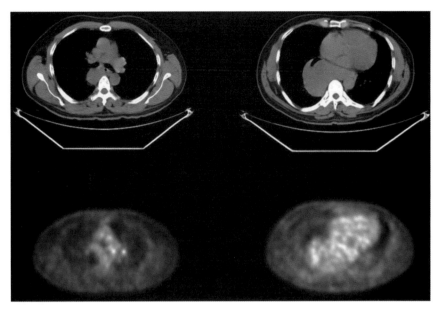

图 43.2　PET 检查结果显示从隆突到食管胃结合部有一大小为 12cm×11m×8cm 的肿物

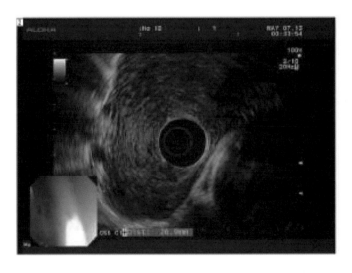

图 43.3　超声内镜结果显示环食管富血管的混杂密度肿物

讨　论

食管血管瘤和脉管瘤非常罕见，对于无症状血管瘤可采取观察策略[1]，对有吞咽困难或出血等症状的患者应积极治疗。由于脉管瘤的罕见性，目前尚未制订相关的治疗指南。针对本病例，我们认为，对于高代谢伴进行性吞咽困难的食管肿物不应只进行观察。

少数此类肿瘤的报道中，有一篇是关于其组织病理学特点的综述。该文献报道了 27 例胃肠道血管畸形患者，其中 12 例为血管瘤、淋巴管瘤或混合性脉管瘤[2]，未见关于食管的报道，最常见的发病部位是小肠，27% 的患者可出现胃肠道出血。关于食管血管瘤[3]与食管癌和食管恶性变的关系，目前鲜有报道，通常发生于直径大于 3cm 的肿瘤中[4]。由于外观及症状相似，所以必须将这些病变与食管静脉曲张区分。肝硬化患者中孤立性颈部食管静脉曲张极其罕见，其近端病变的出现可能提示血管畸形[5]。CT 检查、MRI 检查、体格检查和血液检查可用于评估肝硬化的严重程度。由于存在潜在的出血风险，富血管的食管肿瘤活检不作为常规推荐方法[6]。

考虑到患者身体状态良好，病理结果未知，PET-CT 结果提示高代谢状态，所以我们选择行开胸食管切除手术。目前已有 1 例内镜下成功治疗食管血管瘤患者的报道[7-8]。该疾病通常是单发，在先天性蓝色橡皮疱痣综合征的患者中亦可见多发性食管血管瘤[7]。Takasumi 等人[7]报道了内镜下成功治疗因出血而住院且患有巨大食管血管瘤的蓝色橡皮疱痣综合征患者，向血管内注入 1% 的聚多卡醇硬化剂，经切开、减压、氩气凝固后形成凝血灶，随后凝血灶消失，随访 2 个月无复发。Shigemitsu 等人[8]应用 KTP/YAG 激光电灼治疗长度为 11cm 的食管血管瘤，1 周 1 次，疗程为 1 月，取得了良好的效果。然而，通过内镜切除、硬化疗法、激光疗法治疗脉管瘤的结局尚未被明确描述。

总之，本章中我们报道 1 例经手术治疗食管胃结合部混合性血管淋巴管瘤的病例，虽然已有关于内镜下治疗该罕见病变的报道，但是由于不能排除恶变，所以为达到诊断和治疗的双重目的，我们仍然选择行经胸食管切除术治疗。

（潘茂杰　译，杨朋　审）

参考文献

[1]　Ha C, Regan J, Cetindag IB, et al. Benign esophageal tumors. Surg Clin North Am, 2015, 95(3):491-514.

[2]　Handra-Luca A, Montgomery E. Vascular malformations and hemangiolymphangiomas of the gastrointestinal tract: morphological features and clinical impact. Int J Clin Experiment Pathol, 2011, 4(5):430-443.

[3]　Kusumi F, Takakuwa H, Hajiro K. A case of esophageal cancer with cavernous hemangioma: Endoscopic and endosonographic assessment. Endoscopy, 1999, 31(5):S36.

[4]　Bandoh T, Isoyama T, Toyoshima H. Submucosal tumors of the stomach: A study of 100 operative cases. Surgery, 1993, 113(5):498-506.

[5]　Won JW, Lee HW, Yoon KH, et al. Extended hemangioma from pharynx to esophagus that could be misdiagnosed as an esophageal varix on endoscopy. Digest Endosc, 2013, 25(6):626-629.

[6] Yoo S. GI-associated hemangiomas and vascular malformations. Clin Colon Rect Surg, 2011, 24(3):193-200.

[7] Takasumi M, Hikichi T, Takagi T, et al. Endoscopic therapy for esophageal hematoma with blue rubber bleb nevus syndrome. World J of Gastrointest Endosc, 2014, 6(12):630-634.

[8] Shigemitsu K, Naomoto Y, Yamatsuji T, et al. Esophageal hemangioma successfully treated by fulguration using potassium titanyl phosphate/yttrium aluminum garnet (KTP/YAG) laser: A case report. Dis Esophagus, 2000, 13(2):161-164.

病例 **44**

食管支架置入术后的并发症：主动脉食管瘘

Adrian E. Rodrigues, James L. Lubawski Jr., Wickii T. Vigneswaran

 关键词

- 主动脉食管瘘
- 食管胸膜瘘
- 瘘管
- 狭窄
- 支架

引 言

食管狭窄的病因有多种，可以发生在任何年龄。例如食管狭窄可以由神经肌肉并发症（贲门失弛缓症、食管环）、炎症过程（感染、克罗恩病、白塞综合征、胃食管反流）和医源性原因（同步放化疗、内镜下黏膜剥离、长时间插管）引起，也可以是先天性的（如食管闭锁）。治疗食管狭窄最有效的方法多为病因治疗，虽然有时并不能实现[1]。

用于治疗食管狭窄的方式是多种多样的，从单纯扩张到手术切除均可。难治性食管狭窄可通过在食管腔内放置一个或多个自扩张支架治疗，其机制为，长期的放射状外力可导致食管壁重塑，阻止再次狭窄[2]。然而，这种方法可引起许多并发症，包括食管穿孔和支架移位[3]。在一项对444例患者的研究中，40%的患者应用支架植入术有效，28.6%的患者出现支架移位[4]。传统的支架会向食管远端移动，如果不进行复位，可能会进入胃中。目前，用夹子固定或在内镜下将支架缝合于食管壁的方法可以成功阻止支架移位[5]。虽然缝合固定支架解决了支架移位的问题，但是可能会无意中损伤邻近组织。

病例汇报

患者女性，72 岁，白色人种，在外院主诉吞咽困难。既往曾因乳房肿瘤行乳房肿瘤切除术，因子宫癌行子宫切除术。两次手术的时间距我们第一次见到患者均已超过 10 年。患者吞咽困难由食管狭窄引起，曾因行食管扩张手术导致食管穿孔并继发脓胸。随后将患者送入手术室行右侧脓胸清除术、食管修补术和胸膜剥脱术。在住院过程中，胸管引流量一直较多，胸部 CT 检查结果显示食管胸膜瘘，遂转入我院治疗。

患者拒绝手术治疗，因此建议行食管支架置入术和内镜下夹子固定治疗。住院期间，患者因出现呼吸衰竭行气管插管，之后因尝试脱离呼吸机失败行气管切开术，同时，放置胃造瘘管。经过住院治疗 10d，患者出院。

在此期间，患者接受治疗数月。在我院接受初次治疗 8 个月后，为抽取右侧胸腔的积液和气体，对患者行胸腔穿刺术，并用新食管支架替换旧食管支架，将新食管支架在内镜下缝合固定。4 个月后，患者因"便血、吞咽困难、唾液呈红色 1d"返回医院。

入院时，患者感到痛苦，心电图结果显示心动过速（104/min）。自诉便血、吞咽困难、痰中带血和头晕 1d。血液凝集试验呈阳性，粪便为黑便。全血细胞计数结果显示红细胞为 3.37×10^{12}/L（3.37mil/μL），血红蛋白为 93g/L，红细胞压积为 30%。上消化道内镜检查结果显示食管遍布新鲜血凝块，主动脉血管造影（图 44.1）证实存在主动脉食管瘘。

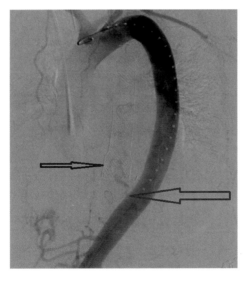

图 44.1　主动脉造影检查结果显示，食管支架内可见动脉造影剂

入院后，对患者输注 4 个单位的红细胞和 1 个单位的新鲜冰冻血浆。急诊行经皮胸主动脉支架置入术，成功控制瘘口。6d 后，对患者行经左胸腹入路的胃部分切除术，治疗过程中内镜下可见食管缝线穿过主动脉壁，因此行瘘管切除术、胃食管切除术和空肠造口术。检查食管时可见一条固定支架的缝线穿出食管，此导致伴有急性炎症和溃疡的主动脉食管瘘的形成。

患者第二次住院的治疗时间为 12d，除手术外，还接受了抗焦虑和败血症治疗，并且多次自行拔管，于是行气管造口术治疗。病情稳定后，患者出院，前往一家专业护理机构治疗。4 个月后，患者返院，主诉吞咽困难，虽预约食管钡剂造影检查，但是未能如期完成，也未行下一步诊疗。几个月后，患者死亡。

讨　论

主动脉食管瘘最常见的病因包括主动脉瘤、异物、食管恶性肿瘤、食管炎、主动脉支架修复、食管手术、放射治疗和化学治疗后不久即置入金属食管支架等[6-8]。通常，如果出现食管穿孔，则可能形成瘘[9]。虽然主动脉食管瘘并不常见，一旦发生，可导致严重并发症，如致命的出血[3]。

对于本例患者，瘘的形成由食管支架缝合固定在管壁上引起。尽管已经证明，无论是否使用缝线固定，放置食管支架都是安全的，但是术中需要精湛的技术和对周围邻近脏器的空间意识。监测前哨出血并早期手术干预有助于避免患者出现常见的致命结局。

（徐正新　译，王功朝　审）

参考文献

[1] Ravich WJ. Endoscopic management of benign esophageal strictures. Curr Gastroenterol Rep, 2017, 19:50. doi:10.1007/s11894-017-0591-8.

[2] Hindy P, Hong J, Lam-Tsai Y, et al. A comprehensive review of esophageal stents. Gastroenterol Hepatol (N Y), 2012, 8(8):526-534.

[3] Qiang WM, Sze DY, Pu WZ, et al. Delayed complications after esophageal stent placement for treatment of malignant esophageal obstructions and esophagorespiratory fistulas. J Vasc Interv Radiol, 2001, 12:465-474. doi:10.1016/S1051-0443(07)61886-7.

[4] Fuccio L, Hassan C, Frazzoni L, et al. Clinical outcomes following stent placement in refractory benign esophageal stricture: A systematic review and meta-analysis. Endoscopy, 2015, 48(2):141-148. doi:10.1055/s-0034-1393331.

[5] Sharaiha RZ, Kumta NA, Doukides TP, et al. Esophageal stenting with sutures time to redefine our standards. J Clin Gastroenterol, 2015, 49:e57-e50. doi:10.1097/MCG.0000000000000198.

[6]   Chiesa R, Melissano G, Marone EM, et al. Aorto-oesophageal and aortobronchial fistulae following thoracic endovascular aortic repair: A national survey. Eur J Vasc Endovasc Surg, 2010, 39(3):273-279. doi:10.1016/J.EJVS.2009.12.007.

[7]   Um S-J, Park BH, Son C. An aortoesophageal fistula in patient with lung cancer after chemo-irradiation and subsequent esophageal stent implantation. J Thorac Oncol, 2009, 4:263-265. doi:10.1097/JTO.0b013e318194fc68.

[8]   Unosawa S, Hata M, Sezai A, et al. Surgical treatment of an aortoesophageal fistula caused by stent implantation for esophageal stenosis: Report of a case. Surg Today, 2008, 38(1):62-64. doi:10.1007/s00595-007-3569-6.

[9]   Dash M, Mohanty T, Patnaik J, et al. An unusual case of spontaneous esophagopleural fistula. Lung India, 2017, 34(3):287-289. doi:10.4103/0970-2113.205327.

一例罕见长段良性食管狭窄的成功治疗

Wickii T. Vigneswaran, James L. Lubawski Jr.

 关键词

- 良性食管狭窄
- 食管支架
- 食管切除术

引 言

　　良性食管狭窄由多种食管疾病引起，包括消化性、腐蚀性疾病，放射治疗引起的损伤，Schatzki 环，嗜酸性食管炎，肉芽肿感染（如分枝杆菌和组织胞浆菌感染），手术或内镜下黏膜或黏膜下切除术后的狭窄，以及其他消融疗法。良性食管狭窄可分为单纯性狭窄和复杂性狭窄。单纯性食管狭窄的病变长度较短（<2cm），局灶呈线形分布，常可进行正常尺寸的内窥镜检查；复杂性食管狭窄的病变长度较长（>2cm），呈不规则角状，狭窄严重。通常单纯性食管狭窄经过 3~5 次扩张治疗可缓解症状，复杂性食管狭窄的治疗则更加困难，其出现难治性狭窄或复发的倾向更高[1]。

　　对于难治的复杂性食管狭窄，内镜下支架置入术是一种被广泛接受且有效的替代治疗方式。目前，部分或完全覆盖的自膨胀金属支架、塑料支架和生物可降解支架的应用都取得了不同程度的成功，但是也可出现一些长期后遗症，如增生组织长入、支架移位、食管壁糜烂伴瘘管形成，因此良性食管狭窄患者的预后常令人失望。手术切除和重建可能是顽固性狭窄的最终解决方案。本章中，我们描述了 1 例年轻男性患者，因病因不明的长段良性食管狭窄行反复扩张和支架置入治疗，最终出现并发症且复发，需要行次全食管切除术。

病例汇报

患者男性，32 岁，因吞咽困难伴胸闷入院。初始进食固体食物时自觉吞咽困难，后来当食物卡在脖子底部或胸中部时，需要用液体"冲"下去，再之后无法进食流质饮食。偶尔患者胸闷严重，在发作期间甚至无法呼吸，疼痛可放射到胸部四周，咳嗽时伴有少量咯血，体重明显下降。最初在一家外部机构接受食管扩张治疗，随后接受多个自膨胀金属支架治疗。由于吞咽困难症状难以处理，所以对患者放置一根经皮内镜下胃造口管以治疗营养不良。在行食管扩张和反复支架置入术 5 年后，患者又出现吞咽困难加重，遂入我院就诊。最初，胃肠介入科医生对患者重新设计支架并行多次内镜介入治疗。在 1 年内，患者接受此手术 5 次，然后转到胸外科寻求治疗。无吸烟、喝酒和吸毒史，来自利比里亚移民，无任何腐蚀性物质摄入史或慢性感染史。

就诊时，患者感到明显紧张和沮丧。体格检查显示，体重 63.7kg，身高 1.651m，体重指数为 23.40kg/m²，血压为 110/70mmHg，脉搏 94/min，窦性心律，血氧饱和度（SpO_2）为 98%，无明显异常。影像学检查结果显示食管支架位于环咽肌至胃食管交界处下方（图 45.1a）。消化道造影检查结果显示食管中部有气管食管瘘，从胸廓入口到胃这段食管中可见长段狭窄和支架（图 45.1b）。颈部和胸部 CT 检查结果可证实这一点（图 45.2）。拟行食管次全切除术、气管食管瘘修补术和颈部食管胃吻合术。

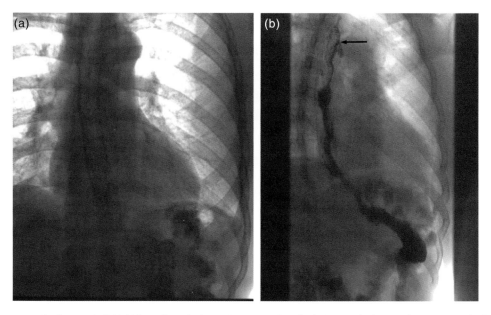

图 45.1　术前口服造影剂影像图片：（a）从胸腔入口到胃食管连接处食管内的多个支架；（b）进入气管的瘘管（箭头示）

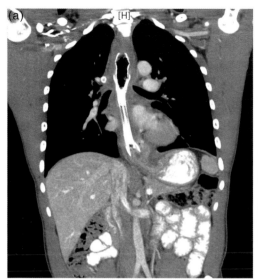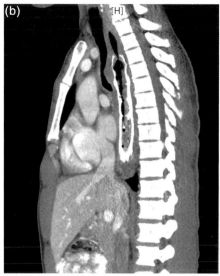

图 45.2　胸部 CT 检查结果显示几乎覆盖整个食管的多个支架

　　术中经支气管镜检查证实，在隆突上方 3cm 处有气管食管瘘管。手术步骤主要包括右侧开胸、开腹和做左颈部切口。首先行右后外侧开胸，计划切除食管并修补气管食管瘘。进入胸腔后，在奇静脉水平处切开食管，通过切口取出食管内的金属支架，将食管游离并在靠近胸廓出口的上端环周松解。然后将隆突下食管部分游离并环周松解，完成其余下段食管游离，随后在胸廓入口下方及隆突水平将食管横断。沿右侧边缘切开与气管相连的食管段，确定气管食管瘘位置。虽然这部分食管的黏膜层几乎完全被先前放置的支架破坏，但是肌肉层完好。切除残留黏膜，使肌肉附着于气管后壁。将食管后壁翻转，缝合到气管的另一侧，用食管肌肉修补气管食管瘘，重建气管后壁，采用"顶帽"方式将边缘缝合（图 45.3）。将增厚的纵隔胸膜游离用以覆盖修复，按照标准方式关闭胸腔，将胸管置于后纵隔。

　　患者取仰卧位，行上腹部腹腔镜检查。进入腹部时可见空肠襻与空肠造口处的前腹壁粘连。将胃与胃网膜动脉游离，胃表面完整，具有伸缩性，是一个合适的管道来源。将十二指肠完全"Kocher 化"，分离胃左动静脉后，用 Endo GIA 切割吻合器行 6 次切割制作管状胃，随后在小肠与前腹壁相连的部分行两次缝合。确认肠管的近端和远端方向后行肠切开术，将 16 号 Malecot 导管放入管腔以建立营养管。从左侧颈部切口将食管近端送入颈部，然后将食管远端连接到 Foley 管，通过纵隔送入颈部，食管次全切除术即完成。将管状胃引入颈部进行食管胃吻合术，使用线性缝合器吻合后壁，使用间断缝合法（4-0 缝合线）吻合前壁[2-3]。最后，将颈部切口和腹部切口逐层闭合。

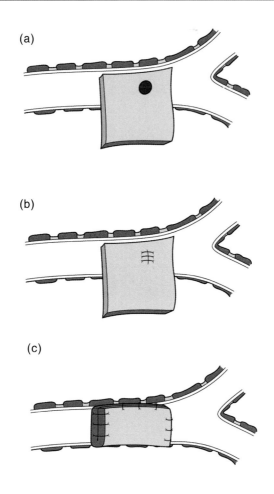

图45.3　食管肌肉补片闭合气管食管瘘的示意图：（a）将食管后壁纵行切开，显示与气管连接的瘘管；（b）间断缝合以直接关闭瘘口；（c）将食管肌层翻转，用带血管蒂的食管肌层补片加强修复

患者术后恢复良好，术后第 7 天造影结果显示吻合口愈合良好，造影剂迅速流入小肠，术后第 10 天出院。随访 6 个月，患者体重增加，每周规律跑步 2~3 次，每次 10 英里（16.1km），无明显不适。

讨　论

在非洲国家中，良性食管狭窄最常见的原因是摄入腐蚀性物质。摄入腐蚀性物质的原因包括意外、自杀或医源性因素。食管狭窄可能较长，狭窄程度较重且形态不规则，多数从颈段食管延伸到胃食管交界处[4]。本病例出生在尼日利亚，之后移民到美国。在收集病史过程中，无法明确患者是否摄入腐蚀性物质。此外，在摄入腐蚀性物质或发生热损伤时，食管狭窄最初常发生在食管下段而非环咽肌。

　　目前，已经有许多新技术用于治疗难治性食管狭窄，包括切开治疗、支架植入、注射类固醇和抗纤维化药物，但是这些方法成功治愈此疾病的概率较低。在一项多中心序列研究中，Repici 等人表示，内镜下治疗难治性良性食管狭窄的长期结局令人失望，只有 1/3 患者获得了临床缓解。经过治疗后，无吞咽困难的时间相对较短，这可影响患者的生活质量。一项 meta 分析结果显示，内镜下食管修复术似乎不影响良性食管狭窄的自然进展史，约 40% 患者置入支架有效。此外，长期放置的支架会侵蚀周围结构，可能引起相关并发症。从本例患者的临床资料可知，可自我扩张的金属支架可侵蚀到气管后壁的膜部，从而导致瘘的形成，如果不行治疗，则可能致命。食管切除术和重建手术是治疗难治性食管狭窄或相关并发症的最终解决方案。为了保证手术的顺利完成，必须对手术情况进行仔细评估和规划。可以用患者自己的食管组织来修补气管食管瘘，因为本例患者是良性食管病变，所以使用自体组织修补是可行的。在治疗恶性气管食管瘘时，往往还需要用带蒂肌瓣进行重建。由于我们使用了原位的食管肌层对气管瘘口进行了强化修补，所以才能使用管状胃进行消化道的原位重建。在相对较短的随访期间，该患者恢复良好，生活质量可，无明显不适。

（杜文兴　译，矫文捷　审）

参考文献

[1]　Repici A, Small AJ, Mendelson A, et al. Natural history and management of refractory benign esophageal strictures. Gastrointest Endosc, 2016, 84(2):222-228. doi:10.1016/j.gie.2016.01.053.

[2]　Orringer MB, Marshall B, Iannettoni MD. Transhiatal esophagectomy for treatment of benign and malignant esophageal disease. World J Surg, 2001, 25(2):196-203.

[3]　Steven JM. Esophageal anastomosis. Oper Tech Thorac Cardiovasc Surg, 2000, 5(4):231-241.

[4]　Ajao OG, Solanke TF. Benign esophageal stricture in a tropical African population. J Natl Med Assoc, 1978, 70(7):497-499.

病例 *46*

食管切除术后结肠膈疝

Curtis S. Bergquist, Rishindra M. Reddy

 关键词

- 经裂孔食管切除术
- 脑卒中
- 膈肌
- 结肠疝
- 病例报告

引 言

食管手术可以由有经验的医生完成，并且死亡率较低。所有的食管手术都有出现并发症的风险（如吻合口瘘、乳糜胸、食管狭窄等），也可能发生心脏病发作、脑卒中、呼吸衰竭等非特异性并发症。术中或术后脑卒中是一种相对罕见的并发症，在 2 000 例食管手术病例中未见报道[1]。结肠或其他腹部器官的迟发性疝可发生在急性期内，也可发生在术后数十年[2]。当发现疝时，需要迅速对疝进行处理，以降低疝内容物发生绞窄的风险。

病例汇报

患者女性，74 岁，白色人种，既往有脑动脉瘤和糖尿病病史，在检查下消化道出血时被当地初级保健医生和胃肠病学专家诊断为下段食管腺癌。体重减少约 30 磅（13.61kg），本人将此归因于减肥计划，否认烧心、吞咽困难和反流症状。能走 1 英里（1.61km）路程或者上两层楼梯，有 4 年吸烟史，已戒烟 30 余年，有糖

218

尿病以及需要血管栓塞治疗或正在观察的脑动脉瘤病史。

患者术前评估结果正常，营养状况良好，腹部柔软，无明显的神经功能障碍。胃镜检查结果显示胃食管交界处管壁半周增厚，伴有中央溃疡、食管裂孔疝和胃窦糜烂。活体组织检查结果显示腺癌。其他检查包括超声内镜检查，结果显示 T1N0 病变，PET 扫描结果显示仅为局部病变。转诊至神经外科以评估待治疗的脑动脉瘤。神经外科医生指出，患者的两个脑动脉瘤很小，无症状，因此建议在 1 年内进行影像学检查随访。

预拟手术方式为机器人辅助入路手术，后转为开放式经裂孔食管切除术，原因为肝和十二指肠周围致密粘连。术后双侧胸膜腔均放置胸腔闭式引流管，麻醉记录中未显示低血压发作。将管状胃送入颈部后，在膈肌脚上用丝线（1#）进行间断缝合，缩窄食管裂孔到能容纳两手指尖通过即可。因患者无法说话，也无法活动右侧肢体，故紧急咨询神经内科医生，颅脑 CT 平扫检查结果显示缺血性发作改变，血管造影 CT 检查结果显示无任何近端血管闭塞。神经内科小组建议对患者脑卒中进行治疗，在外科重症监护病房继续行康复治疗。患者术后恢复顺利，于术后第 8 天转到亚急性康复中心。出院时行鼻饲营养，最终多数功能恢复，重新经口进食。由于脑卒中的限制，患者仍然需要专业护理，但是对自己的生活质量满意。

在食管切除术后第 11 个月，患者因呼吸急促伴胸痛到社区医院就诊。胸部 X 线检查结果显示左侧胸腔积液；胸部 CT 检查结果显示左侧巨大膈疝，结肠和大网膜疝至左侧胸腔，左肺被扩张的管胃压迫（图 46.1）。因患者虚弱，故推迟疝修补术。出院时行经皮空肠造口术置管和严格的非手术治疗指导，这是因为疝出的结肠可能压迫管状胃并造成阻塞。初诊外科医生行随访中发现，患者乐于和朋友聚餐。尽管身体虚弱，但是患者和家人还是希望能够接受膈疝修补术以便于经口进食。

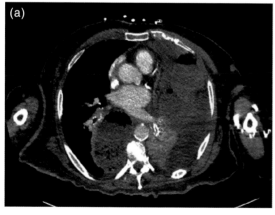
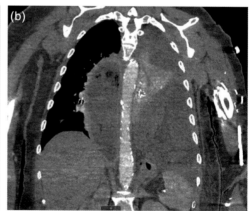

图 46.1　术后 11 个月胸部 CT 检查结果显示结肠和大网膜疝入左侧胸腔

对患者行内镜检查及机器人辅助腹腔镜检查，并试图行裂孔疝修补术，食管裂孔广泛开放且有少量的瘢痕组织。结肠和大网膜很容易通过裂孔缩回到腹腔，肺重新复张，于左侧放置胸腔闭式引流管，检查气管时未见损伤。然后缩窄膈肌裂孔并多处固定管状胃，消除所有可能存在的间隙。3d 后，血常规检查结果显示血红蛋白急剧下降，胸部 X 线检查结果显示左侧胸部有新的胸腔积液（图 46.2）。因此，在胸腔镜下对患者行胸腔积血清除术，从胸腔中取出陈旧性血液约 1L，未能确定出血来源。术后患者恢复比较顺利，经口进食数日后出院。在后续随访中，拔除患者空肠营养管，其可以再次与朋友一起聚餐。

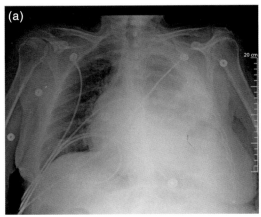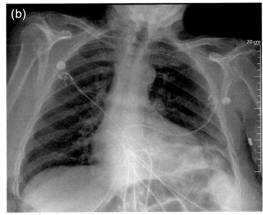

图 46.2　术后胸部 X 线检查结果显示疝复位后出现血胸，随后血胸消退

讨　论

本例患者食管切除术后恢复过程比较困难。食管切除术是一项重要的手术，患者的选择是其关键的组成部分。然而，严格的术前检查并不能消除所有的并发症，治疗失败造成的并发症可给患者带来痛苦，此已经成为医生关注的领域。本例患者发生脑卒中时我们发现得较及时，并且做出了有效的处理措施。手术记录中无明显的证据表明患者脑卒中的原因或时间。回顾病史，患者一直处于基础血压升高状态。在手术和解剖纵隔期间，收缩压维持在 100mmHg，平均动脉压维持在 60mmHg 以上。现在看来，对于这例患者来说，压力可能还不够高。张力性气胸、后纵隔解剖导致心脏移位，或出血时可发生低血压。当外科医生将手放在心脏后面时，我们已经关注动脉压水平的监测以防止低血压。尽管如此，患者术中还是发生了缺血性事件。

食管裂孔疝是食管手术后被大家公认的并发症。常规膈肌脚闭合作为食管切除术的一部分，多数有经验的食管外科医生都操作过[1-3]，我们对本例患者也曾进行此操作。无论在何种情况下（如食管切除术后或未行手术治疗的孤立性裂孔疝），对于大的、有症状的裂孔疝，手术是推荐的治疗方法[4]。上移的腹部器官发生扭转是一种可怕的后遗症，术后出血也是一种令人遗憾的并发症。当对患者进行探查时，如果出血来源无法确定，则更加令人沮丧。手术团队必须意识到出血的迹象，不能延误返回手术室的时间。对于本例患者，血细胞计数下降后模糊的 X 射线摄影结果已经是充分的证据，进一步的检查只会不必要地延误患者的治疗。

（高峰　译，王功朝　审）

参考文献

[1]　Orringer MB, Marshall B, Chang AC, et al. Two thousand transhiatal esophagectomies: Changing trends, lessons learned. Ann Surg, 2007, 246(3):363-372; discussion 372-374.

[2]　Gooszen JAH, Slaman AE, van Dieren S, et al. The incidence and treatment of a symptomatic diaphragmatic hernia following esophagectomy for cancer. Ann Thorac Surg, 2018, 106(1):199-206. doi:10.1016/j.athoracsur.2018.02.034.

[3]　Orringer MB. Transhiatal esophagectomy: How I teach it. Ann Thorac Surg, 2016, 102(5):1432-1437. doi:10.1016/j.athoracsur.2016.09.044.

[4]　Skinner DB, Belsey RH. Surgical management of esophageal reflux and hiatus hernia: Long-term results with 1 030 patients. J Thorac Cardiovasc Surg, 1967, 53:33-54.

严重肺功能不全患者肺减容术后血气正常化和肺功能改善

Claudio Caviezel, Didier Schneiter, Walter Weder

 关键词

- 肺减容术
- 高碳酸血症
- 慢性阻塞性肺疾病
- 肺气肿

引　言

　　肺减容术（lung volume reduction surgery，LVRS）可以改善肺功能，缓解呼吸困难症状，并且提高特定肺气肿患者的生存率[1]。慢性高碳酸血症曾被认为是 LVRS 的禁忌证[2]。尽管目前尚无随机证据，但是 20 世纪 90 年代末的几项单项中心研究表明，这类患者的围手术期风险并不高。多中心随机对照的美国国家肺气肿治疗试验将高碳酸血症患者排除在外[1]。然而，在靶区体积明显缩小的异质性疾病中，如果慢性高碳酸血症患者存在肺过度膨胀的情况，仍然可以考虑使用 LVRS。本章中，我们报道一例伴有严重肺过度充气和慢性高碳酸血症的肺气肿患者成功接受 LVRS 术的诊疗过程。

病例汇报

　　患者女性，64 岁，入院时接受 LVRS 术前评估。由于患者患有慢性阻塞性肺疾病，在活动时出现呼吸困难，所以需要进行氧气疗法。第一秒用力呼气量（forced expiratory volume in first second，FEV_1）为 0.4L（为预测值的 20%），肺总量（total lung capacity，TLC）为 9.38L（为预测值的 205%），残气量（residual volume，RV）为 7.28L（为预测值的 390%），RV 与 TLC 的比值为 78%，一氧化碳弥散量为预测值的 27%。胸部 CT 检查结果显示双侧不同程度的肺气肿，以右侧为著，右肺下叶可见肺大疱，主要靶区位于右肺上叶（图 47.1）。肺灌注显像结果也已证实这些发现。体重指数为 $20.7kg/m^2$，既往有高血压和轻微的肺动脉高压史，后者仅可通过经胸超声心动图观察，结果显示收缩期肺动脉压为 34mmHg。在经胸超声心动图筛查中只有收缩期肺动脉压值大于 35mmHg 时才行右心导管检查。

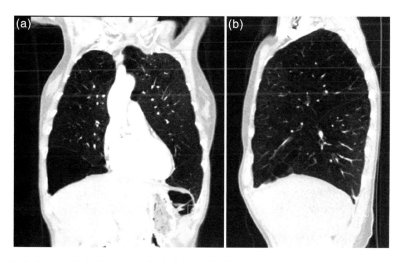

图 47.1　不均匀肺气肿伴右肺下叶大疱性肺气肿（a）及右肺上叶靶区（b）

左心室功能正常。血气分析结果显示，二氧化碳分压（$PaCO_2$）为 60mmHg（8kPa），氧分压（PaO_2）为 55mmHg（7.34kPa）。

对患者行右侧 LVRS 术，取左侧卧位，插入左侧双腔管行全身麻醉，采取三切口行胸腔镜辅助手术。图 47.2a 显示肺大疱位于右肺下叶。穿刺大疱放气后，使用切割吻合器缩小体积，只切除肺实质边缘的一小部分（图 47.2b）。继续缩小右肺上叶体积，切线在奇静脉上方从前到后呈曲棍球棒状（图 47.2c）。将两个标本从同一个切口取出，放置一根引流管后结束手术。患者术后恢复顺利，于第 3 天拔除胸腔闭式引流管，术后第 6 天出院至住院康复中心。与术前相比，术后胸部 X 线检查结果显示右侧膈肌升高（图 47.3）。

在不吸氧的状态下，患者术后 $PaCO_2$ 降至 36mmHg（4.8kPa），PaO_2 升至 68.3mmHg（9.1kPa）。血气分析结果如表 47.1 所示。该患者自诉从手术中显著获益，并且避免了长期的氧气疗法。肺功能检查结果提示患者病情有所改善，FEV_1 占预测值的百分比增加 150%，表 47.1 中列出了肺功能检查的数值。血气分析和肺功能检查结果至少在 6 个月内保持稳定。

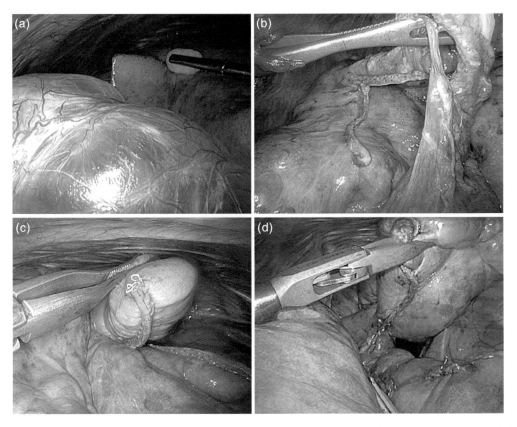

图 47.2　手术部位：（a）破坏右肺下叶肺大疱；（b）切除开放的大疱；（c~d）由前到后的曲棍球棒状切除

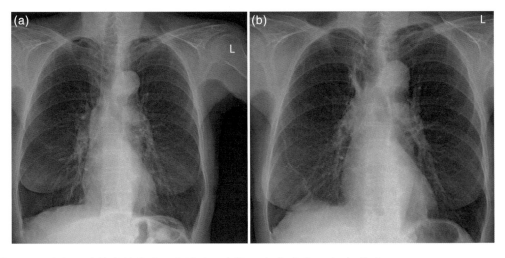

图 47.3　胸部 X 线检查结果显示右侧膈肌重塑：（a）术前；（b）术后

表 47.1　患者术前和术后 3 个月及术后 6 个月的肺功能检查与血气分析结果

	术前	术后 6d	术后 4 周	术后 3 个月	术后 6 个月
FEV_1（mL）	400	—	—	1010	990
FEV_1 占预测值的百分比（%）	20	—	—	50	49
TLC（mL）	9380	—	—	7050	6310
TLC 占预测值的百分比（%）	205	—	—	154	138
RV（mL）	7280	—	—	4970	4430
RV 占预测值的百分比（%）	390	—	—	269	238
RV/TLC（%）	78	—	—	70	70
$PaCO_2$（mmHg/kPa）	60/8	36/4.8	34/4.5	—	34/4.5
PaO_2（mmHg/kPa）	55/7.34	68.3/9.1	70/9.3	—	68/9

FEV_1：第一秒用力呼气量；TLC：肺总量；RV：残气量；PaO_2：氧分压；$PaCO_2$：二氧化碳分压

讨　论

　　高碳酸血症作为 LVRS 术的排除标准，可能是于 1994—1995 年在麻省总医院的一项队列研究中确定的[2]。连续 47 例患者通过胸骨正中切口行 LVRS 术，排除静息性高碳酸血症患者（47 例 $PaCO_2 \geqslant 45mmHg$ 的患者中有 11 例），其原因包括住院疗程大于 21d 和（或）术后 6 个月内死亡。11 例高碳酸血症患者中，只有 1 例患者的住院天数不大于 21d，有 5 例患者死亡。患者的总死亡率较高，为 19.1%。考虑到学习曲线，所有的死亡均发生在前 32 例患者中。然而，这些高碳酸血症患者的数据在随后几项单中心研究中并未得到证实。最近 Ariyaratnam 和他的同事发表的一篇综述显示，有 14 篇文献与此观点有关，而且主要是 20 世纪 90 年代末的文献[3]。虽然有 6~7 项研究结果显示，患者的 FEV_1 和 $PaCO_2$ 有所改善，但是只有两篇文献显示高碳酸血症组的死亡率高于正常碳酸血症组。9 项研究显示，患者的围手术期死亡率无差异，5 篇文献未对两组患者的死亡率进行比较。美国国家肺气肿治疗试验小组在 2001 年报告了所研究高危患者的结果，FEV_1 小于 20% 预测值且为均一性肺气肿或 FEV1 小于 20% 预测值且肺一氧化碳弥散量小于 20% 预测值患者的死亡率增加[4]。高碳酸血症患者被排除在外，高风险组和低风险组中未提到血气分析结果。因此，这些肺功能参数仍然可以指导临床医生对患者行 LVRS 术。本组研究显示，如果患者的肺一氧化碳弥散量小于 20% 预测值为唯一一高危因素，那么只要存在严重的肺膨胀和明显的异质性靶区[5]就可以进行手术治疗。如果不能同时满足其他排除标准，例如均一性肺气肿或低 FEV_1 和低肺一氧化碳弥散量，那么高碳酸血症患者可能也是如此。

（高峰　译，王功朝　审）

参考文献

[1] Fishman A, Martinez F, Naunheim K, et al. A randomized trial comparing lung-volume-reduction surgery with medical therapy for severe emphysema. N Engl J Med, 2003, 348(21):2059-2073.

[2] Szekely LA, Oelberg DA, Wright C, et al. Preoperative predictors of operative morbidity and mortality in COPD patients undergoing bilateral lung volume reduction surgery. Chest, 1997, 111(3):550-558.

[3] Ariyaratnam P, Tcherveniakov P, Milton R, et al. Is preoperative hypercapnia a justified exclusion criterion for lung volume reduction surgery? Interact Cardiovasc Thorac Surg, 2017, 24(2):273-279.

[4] National Emphysema Treatment Trial Research, Fishman A, Fessler H, et al. Patients at high risk of death after lung-volumereduction surgery. N Engl J Med, 2001, 345(15):1075-1083.

[5] Caviezel C, Schaffter N, Schneiter D, et al. Outcome after lung volume reduction surgery in patients with severely impaired diffusion capacity. Ann Thorac Surg, 2018, 105(2):379-385.

体外生命支持下双侧肺叶移植在耶和华见证人患者中的应用

Bastian Grande, Isabelle Opitz, Ilhan Inci

 关键词

- 肺移植
- 耶和华见证人
- 体外生命支持
- 贫血管理

引 言

在实体器官供体稀缺的情况下，由于预估手术时会出现大量失血，因此拒绝输血是实体器官移植的相对禁忌证。接受体外生命支持（extra-corporal life support，ECLS）患者的预后会因肝素相关凝血酶失活而变得更差。最新发表的文献表明，心脏手术后拒绝输血的患者会有类似的结果[1]。据我们所知，到目前为止，尚未报道过在拒绝输血患者中进行 ECLS 下减体积肺移植手术。

病例汇报

患者女性，42 岁，患有进行性间质性肺疾病，目前正在苏黎世大学医院进行肺移植登记。患者是单器官衰竭的合适候选者，肺功能、右心功能及术前凝血功能评估均符合肺移植的各项指标。关于拒绝输血的问题，已经过多学科的肺移植团队讨论。基于最近的文献报道和本团队的经验，我们接受了这例特殊病例的登记。患者不接受输注红细胞、白细胞、血小板和血浆，同意使用等容血液稀释、体外循环、ECLS、术中自体血回输，以及包括纯化凝血因子浓缩物在内的止血药物。

为了减少术中出血量，对患者行无休外循环支持的单肺移植。提供的第一个器官尺寸不匹配（身高 +10.6cm），同时考虑到患者血型是罕见 AB 型，我们决定行 ECLS 下减体积肺移植手术（肺叶移植术）。患者有继发性肺动脉高压，二次移植时应保护已移植肺叶免受再灌注损伤。

将手术过程修订情况，以及潜在的失血和死亡风险增加的可能性告知患者，并取得患者书面同意。

登记 2 个月后，患者在移植前几小时入住本院。在无额外氧气吸入的情况下患者状态良好（体重 70kg，身高 157cm，体重指数为 28.5kg/m^2），由于病情快速进展，目前已出现活动性呼吸困难，实际两年存活率仅为 20%。

术前血红蛋白为 123g/L，血小板计数为 488×10^9/L，国际标准化比值为 1.1，纤维蛋白原为 4.7g/L。术前皮下注射促红细胞生成素（Epoetin Alfa）40 000IU，静脉注射麦芽糖铁 1 000mg，皮下注射氰钴胺（维生素 B$_{12}$）1 000μg，目的是促进红细胞生成。

供体器官的血型为 AB 型（男性，187cm，90kg）。由于大小严重不匹配，我们考虑在 ECLS 下行肺叶移植，以保护同种异体肺（叶）免受继发性肺动脉高压所引起的再灌注损伤。

术中必须以最小失血量为目标进行多学科团队密切合作。行全身麻醉诱导前置入动脉导管，麻醉诱导时使用芬太尼、异丙酚和罗库溴铵进行靶控输注。维持麻醉时使用异丙酚和瑞芬太尼，罗库溴铵作为神经肌肉阻滞药，采用脑电双频指数控制麻醉深度。置入四腔中心静脉导管和肺动脉导管后，通过 14G 外周静脉插管取出两袋全血（380mL）进行自体采血。将血液与患者保持闭路连通，因为在整个采血过程中患者的血流动力学水平保持完全稳定，所以抽血过程基本未中止。在标准肝素化方案下，对患者行静脉 – 动脉 ECLS 的蛤壳式切口和中心插管。动脉插管时我们使用升主动脉插管，静脉插管时我们使用右心房插管。给予肝素后，我们发现一个失误，所给肝素剂量并不是 1 500IU，而是 15 000 IU。全血激活凝血时间（activated clotting time，ACT）在整个过程中从 141s 增加到 270s，随后又降低到 200s。整个移植过程中输入 1 500mL 晶体溶液和 500mL 明胶溶液，用血红蛋白稀释法预估围手术期出血量为 660mL，行双侧肺下叶移植结束时回输预存血和术中采集血（图 48.1~ 图 48.2）。在手术室中对患者撤除 ECLS 系统，ECLS 总时间为 198min。随后将患者转移到重症监护病房，血流动力学状况稳定，无出血并发症。

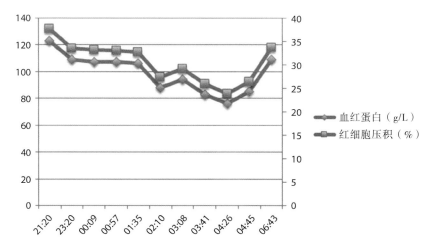

图 48.1　术中血红蛋白和红细胞压积水平

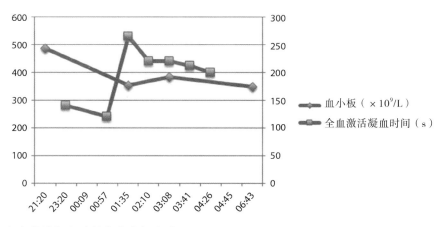

图 48.2　术中全血激活凝血时间和血小板水平

在重症监护病房中，患者无法脱离呼吸机，72h 内出现 3 级原发性器官功能障碍。尝试吸入一氧化氮和伊洛前列素改善氧合和降低肺血管阻力，但是均未成功，因此必须安装静脉 - 动脉 ECLS，增加免疫抑制药物的用量。由于感染症状加重且细菌培养阴性，经验性的抗生素和抗真菌药物治疗得到广泛的推广和使用。使用促红细胞生成素刺激骨髓，停用血液毒性药物，采集最少量的诊断性血液样本，但是血红蛋白水平仍在 3 周内逐步下降至最小值 27g/L（移植后 2 周）。我们遵从患者及家属的意愿，未行输血治疗。在严重贫血的情况下，患者因器官缺氧性损伤逐渐导致多器官功能衰竭，最终在家属面前离世。

讨　论

这是首例关于对"耶和华见证人"患者在 ECLS 下进行双侧序贯肺叶移植治疗

的报道。耶和华见证人的信仰是禁止输血、储存和捐献血液，但是一些耶和华见证人也接受实体器官移植[2-3]。

对于拒绝输血的患者，应在术前至少4周进行评估，并且补充促红细胞生成素、铁、维生素 B_{12} 和叶酸，以避免发生围手术期贫血[4]。同时应充分利用现有技术，将术中出血量尽可能降至最低，包括血细胞储存、血液稀释、精湛的手术技巧、细致的止血、最少的血样采集、凝血功能监测和药物治疗[5]。

术中还有可能突发意外的出血及相关并发症。对于本例患者，肝素剂量误用导致 ACT 延长，幸运的是，患者并未出现明显的临床出血征象。由于测试结果不可靠，所以在 ECLS 期间控制 ACT 的目标水平仍然存在争议，重复测试结果时会出现 10% 的变化。此外，根据患者的抗凝血酶Ⅲ（ATⅢ）水平、特定激活剂、试验预热的不同，不能总是以相同的方式解释 ACT 值。我们认为，一个经验丰富的多学科团队必须结合临床结局解读实验室结果或护理数据的要点，这样才能判断治疗结果。

本案例表明，即使在具有挑战性的体外循环支持环境下，通过详细的术中计划和多学科的团队合作，对耶和华见证人患者进行双侧序贯肺叶移植的术中管理依然是可行的。

然而，术后并发症，例如移植物衰竭、肺水肿和 ECLS 治疗时间的延长等，并不能完全避免。尽管已采用最佳的治疗方案，但是这些并发症仍然会导致致命的结局。

（陈荣　马腾飞　译，杨朋　审）

参考文献

[1]　Pattakos G, Koch CG, Brizzio ME, et al. Outcome of patients who refuse transfusion after cardiac surgery: A natural experiment with severe blood conservation. Arch Intern Med, 2012, 172:1154-1160.

[2]　Lin ES, Kaye AD, Baluch AR. Preanesthetic assessment of the Jehovah's Witness patient. Ochsner J, 2012, 12:61-69.

[3]　Chand NK, Subramanya HB, Rao GV. Management of patients who refuse blood transfusion. Indian J Anaesth, 2014, 58:658-664.

[4]　Conte JV, Orens JB. Lung transplantation in a Jehovah's Witness. J Heart Lung Transplant, 1999, 18:796-800.

[5]　Spahn DR, Goodnough LT. Alternatives to blood transfusion. Lancet, 2013, 381:1855-1865.

单肺移植患者自体肺至供体肺原发性癌转移1例

Adrian E. Rodrigues, Wickii T. Vigneswaran

 关键词

- 肺
- 移植
- 癌症
- 转移
- 供体

引 言

　　肺移植是许多终末期肺部疾病患者的最终治疗选择，自1983年被引入临床以来[1]，患者存活率逐渐提高[2]。虽然肺移植在肺癌患者中是手术禁忌证之一，但是移植后偶尔也会发现肺部恶性肿瘤。已有数据显示，13%的5年幸存者和28%的10年幸存者在移植后会出现某种类型的恶性肿瘤[2]。此外，接受单肺移植的患者比接受双肺移植的患者更容易罹患肺癌[3]。在这些患者中，原发性癌症的起源可以是自体肺，也可以是供体肺。在体格检查时，受体或供体可能患有呼吸系统以外、未被诊断出的恶性肿瘤，这种恶性肿瘤转移到肺部时常规影像学检查可能无法检测。一般来说，多数学者认为癌症首先通过淋巴系统扩散。肺移植受体在移植后早期不存在淋巴系统的连接，随后才可能会出现稀疏的淋巴网络，但是这并不常见。本章中，我们报道1例接受单肺移植的患者，在随访中发现患者自体肺来源的原发性恶性肿瘤较早地转移到供体肺。

病例汇报

患者男性，68 岁，退休文员，因劳累性呼吸困难进行性加重来本院就诊，既往曾患抑郁症、血脂异常、肺炎和 2 型糖尿病等，有吸烟史（每年 30 包）和重度酗酒史。

首次就诊的前几天，患者感染肺炎，于附近医院就医并接受抗生素治疗，安静时氧流量为 2L/min（2LPM），活动时为 5L/min（5LPM）。出院后第 2 天患者再次来本院就诊，评估时可见患者似有慢性疾病，但是表面上很健康，体重指数为 31.59kg/m²。神志清醒，除劳累性呼吸困难和双侧下肢水肿外，其他体征均呈阴性。

体格检查后，将患者诊断为特发性肺纤维化和肺动脉高压，5 个月后行左侧单肺移植手术。阻断肺动脉后，肺动脉收缩压达到 70mmHg，这一过程非常明显，但是吸入一氧化氮后很快控制。随后，成功切除纵隔内脂肪组织及伴有钙化和纤维化的淋巴结。对于供体肺来说，胸腔有点儿小，但是将其安置在受体胸腔内的难度并不大。住院期间，患者病情平稳，术后第 8 天出院并接受家庭护理。病理报告结果提示终末期肺纤维化、细支气管化生呈蜂窝状、成纤维细胞灶伴间质性肺炎。

左侧单肺移植术后 4 个月，胸部 CT 检查结果显示右肺基底部软组织密度灶，大小为 2.2cm×1.4cm，疑似为瘢痕、胸膜增厚或肺不张。4 个月后复查，可见右肺基底部有稳定的慢性间质斑块。6 个月后 CT 扫描检查结果显示右肺下叶肿块增大，在右肺中叶（1.6cm×1.2cm）和左肺上叶（供体，0.7cm）有新发结节。回顾分析病情，由于肺炎导致右肺下叶基底部存在纤维化改变，使得肿块被误诊为纤维性或感染性病变从而任其肆意生长。右肺下叶肿块大小为 7.7cm×6.7cm（图 49.1~图 49.3）。左肺上叶也可见一个 7mm 大小的结节。PET-CT 检查结果显示氟代脱氧葡萄糖在中心坏死区周围异常聚集，右侧基底标准化摄取值（standardized uptake value，SUV）最大值为 18.9。右肺中叶结节 SUV_{max} 为 12.6，左肺上叶肿块为 7mm，SUV_{max} 为 5.8，隆突下淋巴结（1.1cm）的 SUV 为 9.5。头颅 MRI 检查结果显示左侧额叶肿块强化（1.6cm×1.0cm），延伸至硬脑膜，伴有中度局部水肿和脑沟消退。随后行肺细针抽吸活检，结果显示转移性癌，与转移性鳞状细胞癌高度一致。

确诊为Ⅳ期非小细胞肺癌后，对患者行卡铂联合紫杉醇化学治疗，经神经外科医生检查后行额叶的立体定向放射治疗，虽然患者对手术的耐受性很好。在诊断为肺癌 5 个月后，患者还是在临终关怀下去世。

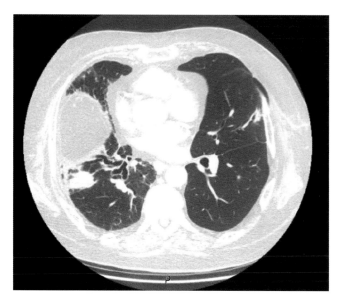

图 49.1 移植术后 5 个月影像学检查图片

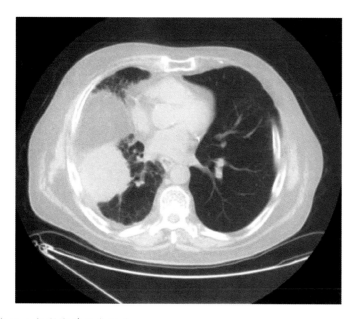

图 49.2 移植术后 1 年影像学检查图片

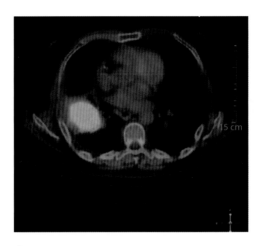

图 49.3　PET 扫描检查图片

讨　论

虽然肺移植后肺癌的发生并不常见，但是在自体肺或移植肺中都可能发生。在某些情况下，这种发病风险可能会增加，一些研究报告显示，其发病率为 0.46%~6.9%[4]。在接受单肺移植的患者中，高龄、吸烟史和免疫抑制可增加自体肺罹患肺癌的风险 [2-3,5-6]。对于本例患者，所有这些风险均存在。供体肺患癌症的风险包括从吸烟或高龄供体中获得的风险 [2]。此案例中，捐赠者是一名非吸烟者，去世时年仅 40 岁。

Grewal 等人的病例回顾性研究结果提示 [3]，在 462 例肺移植患者中，9 例罹患肺癌，只有 1 例在供体同种异体肺中患有肿瘤，研究者认为这可能来源于供体，但是无法得到细胞遗传学方面证据的确认。Belli 等人的另一项回顾性研究结果显示 [4]，在 335 例肺移植受者中，13 例患者罹患肺癌，其中 1 例患者的肿瘤被证实来自供体，此证实自体肺癌变比供体肺更常见。

肺移植后发生肺癌的意义重大，但是值得注意的是，该病例的肺部原发性恶性肿瘤早期是从患者的自体肺转移到供体肺。由于与供体肺的淋巴系统的连接被阻断，因此推测发生这种情况的原因是血行转移。虽然在间质肺改变（如蜂窝状改变）的掩护下肺癌很难被诊断，在移植前可能未被发现 [7]，但是自体肺原发性恶性肿瘤依然被高度怀疑是移植后发生的。这名患者的原发性肿瘤在移植前后都有可能发生，最值得注意的是自体肺对供体肺的转移方式。这种恶性肿瘤很可能是在早期通过血液循环转移到供体肺的。

（陈荣　马腾飞　译，杨朋　审）

参考文献

[1]　Toronto Lung Transplant Group. Unilateral Lung Transplantation for Pulmonary Fibrosis. N Engl J Med, 1986, 314(18):1140-1145. doi:10.1056/NEJM198605013141802.

[2]　Olland ABM, Falcoz PE, Santelmo N, et al. Primary lung cancer in lung transplant recipients. Ann Thorac Surg, 2014, 98:362-371. doi:10.1016/j.athoracsur.2014.04.014.

[3]　Grewal AS, Padera RF, Boukedes S, et al. Prevalence and outcome of lung cancer in lung transplant recipients. Respir Med, 2015, 109:427-433. doi:10.1016/j.rmed.2014.12.013.

[4]　Belli EV, Landolfo K, Keller C, et al. Lung cancer following lung transplant: Single institution 10 year experience. Lung Cancer, 2013, 81:451-454. doi:10.1016/j.lungcan.2013.05.018.

[5]　Raviv Y, Shitrit D, Amital A, et al. Lung cancer in lung transplant recipients: Experience of a tertiary hospital and literature review. Lung Cancer, 2011, 74:280-283. doi:10.1016/j.lungcan.2011.02.012.

[6]　Nakajima T, Cypel M, De Perrot M, et al. Retrospective analysis of lung transplant recipients found to have unexpected lung cancer in explanted lungs. Semin Thorac Cardiovasc Surg, 2015, 27:9-14. doi:10.1053/j.semtcvs.2015.02.006.

[7]　Yoshida R, Arakawa H, Kaji Y. Lung cancer in chronic interstitial pneumonia: Early manifestation from serial CT Observations. Am J Roentgenol, 2012, 199(1):85-90. doi:10.2214/AJR.11.7516.

病例 **50**

肺囊性纤维化合并慢性上腔静脉闭塞并卵圆孔未闭的肺移植 1 例

Mathew Thomas

🔑 关键词

- 囊性纤维化
- 肺移植
- 主动脉同种异体移植
- 上腔静脉

引 言

需要肺移植的患者可能存在复杂的胸腔内解剖结构,可能原因包括先天畸形、先前的手术或者原发病的进展。在某些情况下,这些解剖异常的严重性可能已发展到无法进行肺移植的程度。其中一个具有挑战性的问题是上腔静脉阻塞,这可能是由于纵隔病理性改变所致,如纤维素性纵隔炎、慢性非纤维性炎症、肿瘤或长期留置静脉导管造成的血管内阻塞。约 9% 的囊性纤维化患者可能存在上腔静脉狭窄或梗阻[1]。在多数狭窄的情况下,上腔静脉经皮再通可以取得成功[2],但是当存在完全闭塞时,可能极其困难。使用螺旋形隐静脉移植物或合成移植物重建上腔静脉也曾被描述为绕过上腔静脉阻塞的一种方法[3-4],但是在行肺移植前囊性纤维化患者中未见报道。

本章中,我们描述了一种新的分期治疗方法,在上腔静脉闭塞和卵圆孔未闭(patent foramen ovale,PFO)患者中成功进行了双侧肺移植。

病例汇报

患者男性，21 岁，因肺囊性纤维化继发缺氧而在本院接受肺移植评估。有明显的多发性肺部感染和左侧气胸病史，曾针对气胸行胸腔置管治疗。进一步评估发现，奇静脉入口和右心房之间的上腔静脉完全闭塞，左无名静脉通过奇静脉、半奇静脉和左肋间上静脉与右心房有丰富的侧支引流（图 50.1）。此外，PFO 处存在由右向左中度分流，以及血运丰富的巨大纵隔淋巴结。介入血管放射科医生多次尝试再通闭塞的上腔静脉，但是均未成功。行双肺移植期间将侧支血流阻断后发生急性上腔静脉综合征的风险过高，如果不首先解决上腔静脉阻塞和 PFO 的问题，患者将不再适合进行肺移植手术。

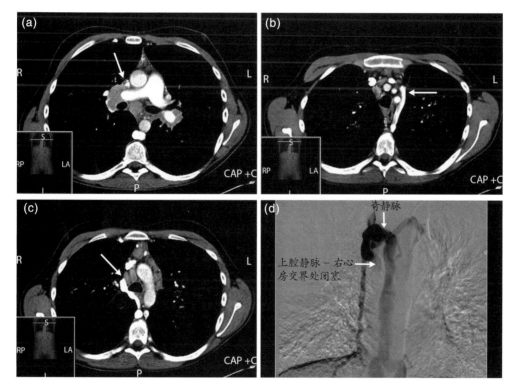

图 50.1　（a~c）血管造影 CT 检查结果显示上腔静脉 – 右心房交界处（a 图中箭头示）闭塞，侧支引流通过半奇静脉（b 图中箭头示）和奇静脉（c 图中箭头示）；（d）在上腔静脉搭桥前进行透视静脉造影

将以下选项纳入讨论中：

1. 双侧肺移植期间进行上腔静脉重建或搭桥和 PFO 闭合。禁忌证包括：（1）上腔静脉旁路和 PFO 闭合所需的正中胸骨切开术的方法不同于双侧肺移植首选的蛤壳式或双侧开胸术。（2）预计既往感染后发生的广泛胸膜粘连将会导致严重出血，如果所有手术同时进行，则会延长手术时间。（3）担心高压力的纵隔和胸膜静脉侧

支可能引发严重出血。

2. 通过经皮途径关闭 PFO，然后行闭塞上腔静脉搭桥，再进行双侧肺移植。与同时进行上腔静脉旁路手术和 PFO 修复相比，我们并不认为这种方法有任何显著的优势。

3. 分期解除上腔静脉梗阻、修复卵圆孔未闭。如果首次手术成功，则先行双侧肺移植。

第 3 种方案为最合适的方案，考虑到手术最终成功取决于供体的及时供应，如果不能拔管，则受体需要利用体外膜氧合（extracorporeal membrane oxygenation，ECMO）过渡到移植阶段。

阶段 1：胸骨正中切开术，在胸前壁和心包前部观察到较大的侧支静脉。体外循环从主动脉和右心房开始，主要通过右心房切开和修复 PFO。由于血运丰富的巨大淋巴结位于上腔静脉右侧靠近奇静脉入口处，为避免损伤右膈神经，我们决定用 19mm 的同种主动脉从无名静脉到右心房行端侧搭桥的方式绕过上腔静脉梗阻。患者成功脱离体外循环。

阶段 2：患者仍然处于插管状态，4 天后通过股血管接受静脉 - 动脉 ECMO，并且等待下一步的肺移植手术。血管造影 CT 检查结果显示无名静脉 - 右心房的移植物血流通畅，胸腔内侧支明显减少（图 50.2）。

阶段 3：1 周后得到供体，通过双侧连续开胸术为患者行双侧肺移植。由于胸腔内侧支的减压，患者未出现过多的出血。

手术恢复后，患者出院并接受华法林抗凝治疗，最终恢复正常生活。4 年后，患者身体健康，无排斥反应的迹象（图 50.3），旁路移植通畅。

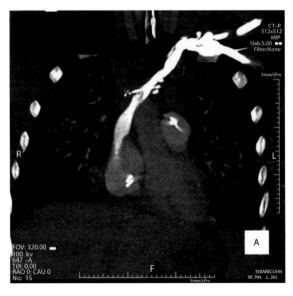

图 50.2 移植前血管造影 CT 检查结果显示左无名静脉 - 右心房旁路开放

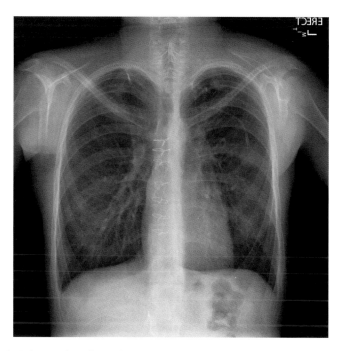

图 50.3　双侧肺移植术后 4 年胸部 X 线检查图片

讨　论

　　严重的上腔静脉狭窄或梗阻通常可以通过支架或气囊治疗，不应作为肺移植的绝对禁忌证。然而，当经皮介入不能解除上腔静脉阻塞时，在肺移植前应考虑手术重建或上腔静脉搭桥，应将此类患者转至更有经验的中心进行手术治疗。同样重要的是，应该与患者和家属共同讨论手术方案，因为在安全实施肺移植手术之前可能需要分期进行多次手术。就像本例患者，分期手术的成功不仅取决于头部和上肢能否重新建立足够的引流，而且取决于供体肺的及时供应。

　　任何移植物重建上腔静脉的风险均包括出血、移植物中血栓形成或扭转造成的梗阻。虽然目前尚无资料推荐接受同种异体主动脉移植中心静脉重建术的患者应用抗凝治疗，但是由于静脉系统压力较低、流量较大，我们建议患者终生进行抗凝治疗。

　　据我们所知，在囊性纤维化患者肺移植前使用同种异体主动脉行上腔静脉搭桥术，这种分期治疗方法在其他文献中没有类似的报道。

（陈荣　马腾飞　译，杨朋　审）

参考文献

[1] Otani S, Westall GP, Levvey BJ, et al. Managing central venous obstruction in cystic fibrosis recipients: Lung transplant considerations. J Cyst Fibros, 2015, 14(2):255-261.

[2] Rizvi AZ, Kalra M, Bjarnason H, et al. Benign superior vena cava syndrome: Stenting is now the first line of treatment. J Vasc Surg, 2008, 47(2):372-380.

[3] Doty JR, Flores JH, Doty DB. Superior vena cava obstruction: Bypass using spiral vein graft. Ann Thorac Surg, 1999, 67(4):1111-1116.

[4] Magnan PE, Thomas P, Giudicelli R. Surgical reconstruction of the superior vena cava. Cardiovasc Surg, 1994, 2(5):598-604.